OBSERVATIONS

Relatives

A LA CONSERVATION

des

ANIMAUX DOMESTIQUES,

Par L. MANSUY,

Médecin-Vétérinaire à Metz,

Membre agrégé de l'Académie royale de cette ville.

On peut se procurer cet ouvrage, à Metz,

Chez l'Auteur, rue du Pont-Saint-Marcel, n° 5,

et chez COINTRÉ, Libraire, place Napoléon, n° 6, à côté du café Français.

1844.

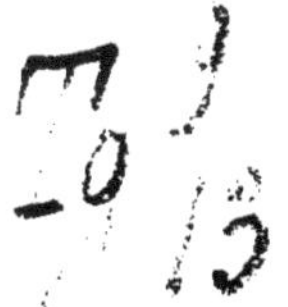

METZ. — Imp. et Lithog. de HUMBERT.

A Monsieur Bournier,

Ex-Inspecteur Vétérinaire, Chevalier de la Légion-d'honneur, Membre titulaire de l'Académie royale de Metz, etc.

Monsieur,

En vous dédiant cet ouvrage, je saisis avec empressement l'occasion de vous témoigner toute ma reconnaissance pour les bons avis et les sages conseils que vous avez bien voulu me donner, depuis que j'exerce la médecine vétérinaire.

Recevez, Monsieur,

l'assurance des sentiments distingués avec lesquels j'ai l'honneur d'être,

Votre très-humble
et très-reconnaissant serviteur,

L. Mansuy.

PRÉFACE.

Ce livre est destiné spécialement aux habitants de la campagne, et son titre indique assez quel a été le but que je me suis proposé en le publiant.

Je me suis peu attaché au style, et, sous ce rapport, il n'offre aucune espèce de mérite, mais il peut être utile et lu avec fruit par les cultivateurs et autres propriétaires d'animaux.

Je serai heureux, s'il produit le résultat que j'en attends, c'est-à-dire s'il contribue à faire disparaître les principales causes de quelques maladies dangereuses, et à détruire la confiance dont jouissent, malheureusement encore, les empiriques dans la population de ce pays.

Il est de l'intérêt des propriétaires de faire traiter leurs animaux dès qu'ils les ont reconnus malades.

Presque tous les propriétaires d'animaux ont la dangereuse et coupable habitude de traiter de bagatelle les maladies à leur début; quelques-uns même, se fiant au hasard, cherchent à vaincre le mal commençant, en faisant appliquer un séton, saigner l'animal, et en administrant quelques remèdes d'après une recette que leur a procurée un voisin, un empirique, ou qu'ils tiennent de leurs pères.

Ce commencement de maladie ne les empêche pas de faire atteler le cheval, seulement ils le nourrissent un peu plus, afin, disent-ils, de lui rendre les forces qu'il a perdues. On agit ainsi, tant que la pauvre bête peut aller ; on épuise ses forces, en exigeant d'elle son travail ordinaire ; et ce n'est que, lorsqu'insensible au fouet, elle se refuse au moindre exercice, lorsqu'elle est près de tomber de faiblesse et de souffrance, que l'on songe à appeler le Vétérinaire. Celui-ci emploie bien un traitement approprié au genre de maladie ; mais ses efforts restent, le plus souvent, sans succès, et cela se conçoit : comment aurait-il le pouvoir de guérir une maladie, qui a non seulement épuisé les forces du malade, privé le sang de ses principes les plus indispensables ; mais encore détruit la partie qui en est attaquée, l'organe qui en est le siége ?

L'insuccès est absolument le même quand on nous livre un animal après qu'un empirique ou un soi-disant sorcier en a entrepris la cure, et qu'il se voit au bout de sa prétendue science. Il nous laisse pour héritage les bévues qu'il a faites, et un malade qui sera bientôt au terme de ses maux, parce qu'on a perdu un temps précieux pendant lequel la maladie, n'ayant pas été traitée convenablement, a fait des progrès considérables et ne laisse plus d'espoir de guérison.

Lorsque le Vétérinaire est appelé dans de pareilles circonstances, sa réputation ne laisse pas que de recevoir une certaine atteinte aux yeux des ignorants; et par là des hommes fort capables sont écartés de la position qui devrait leur appartenir, lorsqu'ils n'ont à reprocher qu'au hasard de les avoir conduits à traiter des maladies déjà mortelles. Incapables d'apprécier le Vétérinaire, rarement les propriétaires reviennent de la première opinion qu'ils se sont faite sur son compte; et il faut bien l'avouer, plusieurs d'entr'eux ne possèdent pas d'autres éléments de conviction.

La nouvelle de la mort se répand de suite chez tous les cultivateurs du voisinage; chacun de dire: un tel n'est pas adroit, langage banal qui brise l'avenir du Vétérinaire; puis on ajoute que le cheval aurait pu guérir, mais qu'on lui a donné des breuvages trop forts, qu'on a fait ce qu'on ne devait pas faire, et que c'est là la cause de sa mort.

Dans de semblables cas, le Vétérinaire ne peut éprouver qu'un sentiment de peine doublement motivé: d'abord, parce que sa réputation doit en souffrir injustement; ensuite, comme homme de bien, il ne peut voir, sans d'amers regrets, un animal exposé à une mort presque certaine, ou tout au moins à de longues souffrances, par suite de l'aveugle confiance qu'on a accordée à un empirique toujours ignorant, ou de la négligence qu'on a mise à appeler les secours de l'art, dans les premiers jours.

Le Vétérinaire emploie bien le traitement que nécessite la maladie, mais, comme je l'ai déjà dit, le mal a fait trop de progrès pour qu'il lui soit possible de prévenir la mort du cheval. Si, plus heureux, il parvient à l'arracher à une affection que l'ignorance d'un charlatan ou l'insouciance d'un propriétaire avait rendue très-grave, la guérison demande un temps infini, ce qui ne laisse pas d'occasionner des dépenses au propriétaire, puisque le cheval mange du fourrage et ne peut travailler. Souvent encore il lui reste un germe de maladie qui l'empêche de rendre d'aussi bons et d'aussi longs services.

Dans le plus grand nombre de cas, c'est un intérêt mal entendu qui amène ces résultats déplorables ; aussi les cultivateurs sont-ils plus coupables, lorsque, pour éviter le déboursé du prix de la visite du Vétérinaire, ils s'exposent à perdre un cheval qui a 200, 300 et même 400 fois cette valeur, en ne le faisant pas traiter dans les premiers temps du mal, ou en lui administrant des drogues dont ils ne connaissent pas les effets; effets souvent opposés à ceux qui pourraient contribuer à la guérison.

Il est quelques personnes aisées qui pourraient se procurer un Médecin, mais qui se résignent à souffrir pendant longtemps tous les maux imaginables, plutôt que de dépenser une modique somme pour le rétablissement de leur santé, le premier de tous les biens. En y réfléchissant un peu, ne les désapprouvez-vous pas, quand, pour garder un misérable écu, elles supportent une maladie qui peut les conduire au tombeau ou qui tout au moins les empêchera, tant qu'elles en seront affectées, de profiter du bien-être que pourrait leur procurer toute leur fortune? Assurément! car on ne pardonnerait même pas à ces malheureuses et honnêtes familles, qui calculent que pour payer le Médecin et les médicaments, elles seraient obligées de vendre un porc ou une vache.

Eh bien! il en est de même pour vos animaux. Si vous voulez les posséder en réalité, en jouir, en tirer tous les services qu'ils sont capables de rendre, il faut, avant tout, qu'ils se portent bien, et pour cela, vous ne devez reculer devant aucun sacrifice quand ils sont malades; car soyez persuadés qu'ils sont les premières bases de votre fortune et de celle de tous les agriculteurs.

Puisque le cultivateur ne peut apprécier le danger des maladies qui attaquent le cheval et les autres animaux, il serait donc urgent qu'on employât les secours de l'art, aussitôt que des signes de maladie se présentent; ces secours, employés en temps opportun, peuvent les sauver, tandis que, si on laisse faire des progrès à la maladie, tout le savoir du Vétérinaire sera employé en pure perte.

Combien de fois ne m'est-il pas arrivé d'avoir été appelé dans ces dernières circonstances et d'avoir annoncé une mort certaine! Alors, si j'employais un traitement, c'était uniquement pour ne pas recevoir de reproches et pour la satisfaction de tous.

Tout récemment encore, j'ai été appelé pour donner mes soins à un animal qu'on me disait malade depuis huit jours, et auquel on avait appliqué un séton. Les renseignements que l'on m'avait donnés chez moi, m'avaient fait prévoir une mort prochaine, et le fait ne s'est que trop bien réalisé; car ce cheval, dont le prix pouvait s'élever à 800 francs, avait succombé avant mon arrivée.

Afin de faire comprendre aux agriculteurs

tous les avantages qu'il y a pour eux d'appeler le Vétérinaire dans les premiers moments de la maladie, je vais prendre pour exemples, et au hasard, quelques affections qui attaquent le cheval.

1° Dans l'*indigestion*, chacun a administré des médicaments à sa manière, bien avant qu'on eût appelé le Vétérinaire; mais, au lieu de n'avoir à traiter que cette indigestion qui existait seule au début, il a une deuxième maladie à combattre, et dont le traitement est tout différent.

Cette deuxième maladie, qui se décèle par des coliques furieuses et des mouvements désordonnés ne peut être que difficilement combattue, et elle pardonne rarement aux animaux.

2° Dans le *charbon avec des tumeurs*, il y a au début une grande fièvre, qui est suivie, après 24 ou 48 heures, de l'apparition d'une ou de plusieurs grosseurs dans quelques parties du corps; ces grosseurs se gangrènent bientôt et occasionnent la mort qui arrive du 5e au 6e jour. Tandis que si le Vétérinaire est appelé au commencement du mal, il lui sera souvent possible de sauver l'animal atteint.

3° Au commencement d'une *pleurésie aiguë* ou *courbature aiguë*, la guérison peut être obtenue assez facilement, et sur 8 animaux atteints de cette maladie, on peut en guérir 6; tandis que, si le traitement n'est commencé que du 3e au 5e jour, la guérison est incertaine, et elle est impossible, si l'homme de l'art n'est appelé que du 5e au 8e jour.

4° Dans beaucoup de maladies, on peut arriver à guérir plus sûrement au commencement, parce que le sang n'est pas encore ou est à peine sorti des vaisseaux, tandis que, si on laisse pendant quelque temps le mal sans être traité, les vaisseaux seront déchirés, et le sang se répandra dans les chairs; ou il s'arrêtera dans les vaisseaux et s'écoulera peu-à-peu au travers de leurs parois, en occasionnant des désordres toujours fort graves, qui nécessiteront parfois un traitement long et souvent sans succès.

5° Il arrive fréquemment que les chevaux ont reçu des coups de pieds sans qu'on y fasse attention; mais que le coup de pied soit suivi ou non d'une plaie, les chairs que la peau recouvre peuvent néanmoins s'enflammer, et cette inflammation peut donner lieu à des abcès, à la gangrène, à des grosseurs, à des maladies des os et des tissus de l'intérieur des jointures, accidents généralement graves, et qui, dans la plupart des cas, pourraient être prévenus.

Je me borne à citer ces exemples, et il me

suffira de dire aux agriculteurs que, chez tous les animaux, c'est au début des maladies qu'on doit concevoir le plus d'espoir de guérison : j'engage fortement les propriétaires à faire venir le Vétérinaire, le plus tôt possible, parce qu'il y a des maladies qu'ils ne sauraient reconnaître eux-mêmes et qui sont douées de la funeste propriété de se transmettre par contagion à toutes les espèces d'animaux domestiques, et même à l'homme. Le cultivateur serait donc exposé à gagner ces maladies en tentant leur guérison. D'ailleurs, ni lui, ni l'empirique ne devraient en traiter aucune ; car, pour faire de la médecine, il faut, chez celui qui en est chargé, une réunion de connaissances qu'on ne rencontre que chez les hommes qui se sont livrés avec persévérance et avec succès à l'étude de cette science. En un mot, il n'y a pas de médecin sans études, pas d'état sans apprentissage. En effet, le savetier ne saura pas raccommoder les vieux cuirs, s'il n'a pas appris à le faire ; de même que le propriétaire d'une montre ne la confiera à réparer qu'à celui qui a passé bien des années à étudier comment elle est faite, quelles sont les causes qui la font bien aller, quelles sont celles qui la dérangent ; et quand il s'agit de raccommoder une des plus précieuses machines (le cheval), une des mieux organisées et des plus délicates, ceux qui n'ont aucune notion de cet art si difficile, et en même temps si utile et si nécessaire, ne peuvent avoir la prétention de rétablir l'équilibre rompu.

Non seulement on n'appelle pas le Médecin au début du mal, mais il y a encore des maladies auxquelles on n'oppose pas de traitement; ou bien, si quelques cultivateurs se résignent à les traiter eux-mêmes ou à recourir aux charlatans, le traitement est, comme toujours, mal entendu.

Afin de leur prouver combien cette manière d'agir est peu sage, je vais prendre pour exemple une maladie bien légère pour le vulgaire, tandis que le Vétérinaire la considère comme une de celles qui demandent le plus de soins.

Tous les cultivateurs savent que, dans notre pays, les chevaux sont attaqués, vers l'âge de 2 ans et demi à 5 ans et plus, d'une maladie qu'on appelle les *gourmes*, qui est ordinairement caractérisée par une toux, un engorgement sous la ganache, lequel se convertit quelquefois en dépôt, etc. La durée des gourmes est de vingt à vingt-cinq jours, quand le cheval est bien soigné; mais comme cette maladie passe pour être légère, quelques cultivateurs s'en occupent peu; ils font suivre à l'animal le même régime que dans l'état de santé, et le soumettent à des travaux pénibles, alors que l'hygiène commande de le faire soigner convenablement et de lui accorder du repos. J'en connais même, qui tiennent si peu compte de cette maladie, qu'ils ne craignent pas de laisser les chevaux qui en sont affectés, passer, en automne, une partie de la nuit dans la prairie.

Il arrive souvent que le cheval jette, et que ce jetage se passe peu-à-peu; dans ce cas, le cheval est guéri aux yeux de l'agriculteur. D'autres fois, le mal ne se passe que lentement, ou bien il devient plus alarmant; alors le cultivateur saigne le cheval, sans consulter s'il y a opportunité de le faire; il lui donne des médicaments, et le met au barbotage pendant 2 et 3 jours, croyant faire un grand sacrifice que de le laisser au repos, pendant le même espace de temps. Si le malade va mieux, on cesse tout à coup le traitement, on remet le cheval au même genre de vie que par le passé, persuadé qu'il n'en résultera rien de fâcheux; cependant la saignée n'est pas nécessaire dans ce cas, et encore bien que je reconnaisse qu'elle peut contribuer à faire passer le jetage; je dois dire, néanmoins, que cette manière d'agir des propriétaires à l'égard des animaux ne peut qu'amener un dérangement dans leur santé ; car, toutes les fois qu'on n'applique pas au cheval un traitement rationnel, le mal n'est le plus souvent guéri qu'en apparence ; c'est ce qui arrive quand on saigne sans nécessité, quand on nourrit et qu'on fait travailler le cheval comme à l'état de santé. Il faut donc que les cultivateurs se pénètrent bien de l'observation suivante : c'est que toutes les fois que le mal sera contrarié dans sa marche, les gourmes ne devront pas suivre leur cours naturel, comme cela aurait lieu, si le cheval était bien soigné. La matière, qui devrait s'écouler peu-à-peu, reste dans le sang, circule avec lui, et après un an, deux ans et quelquefois plus, on voit apparaître des maladies plus ou moins graves.

Cette matière, ce restant de gourmes peut se porter sur les yeux, amener des abcès, provoquer un engorgement farcineux des membres ou de toute autre partie du corps, enfin, engendrer la morve et amener toute autre maladie. Les gourmes elles-mêmes peuvent ne pas se terminer heureusement et la mortalité peut alors devenir plus menaçante (*).

(*) M. Bournier possède, tant sur la maladie des gourmes que sur d'autres maladies, un bon nombre d'observations pleines d'intérêt, qu'il se propose de publier.

D'après ce court exposé, les cultivateurs sentiront qu'il est de leur intérêt de ne pas abandonner impunément le cheval atteint de cette maladie, et, s'il fallait invoquer leurs souvenirs, il en est peu qui ne pourraient présenter des faits qui viendraient confirmer ce que je viens d'avancer. Il faut donc espérer qu'ils ne pousseront plus l'incurie jusqu'à ne pas chercher à éviter ces résultats fâcheux.

Je pourrais augmenter le nombre des exemples, mais je pense que ceux que j'ai rapportés ont été bien compris, et sont suffisants tant pour éclairer le cultivateur que pour faire ressortir tout l'avantage qu'il y a de faire traiter les animaux, et de ne rien entreprendre sans consulter les hommes de l'art.

Aussi les cultivateurs nuisent-ils à leurs intérêts, lorsqu'ils ont connaissance d'un traitement employé par le Vétérinaire, et qu'ils s'en servent pour combattre une maladie *supposée la même* que celle qu'a traitée ce dernier. Que les propriétaires se persuadent que des maladies différentes ont des symptômes qui leur sont communs, et que l'animal peut bien tousser, respirer plus vite, n'avoir plus d'appétit, etc., sans que pour cela la maladie soit la même; et en supposant quelle soit semblable, le traitement doit toujours éprouver des modifications, suivant les circonstances qui sont d'une appréciation impossible pour celui qui ne connaît pas la médecine.

Pour terminer cet article, je pourrais encore m'étendre sur des particularités relatives à tel ou tel remède ; et, par exemple, dire un mot de cette manie qu'ont quelques cultivateurs de couper les barbillons et d'employer des sétons au début de tous les maux contre lesquels le séton ne peut agir, d'après eux, que favorablement. Qu'ils se désabusent, car nous ne reconnaissons que trop souvent les mauvais effets de son emploi intempestif, tant il est vrai de dire que le même traitement ne peut être appliqué à toutes les maladies.

En faisant venir le Vétérinaire au début du mal, on ne devra pas se croire autorisé à conclure que tous les animaux qu'il traitera devront infailliblement guérir ; car la cause peut avoir agi avec trop de force, et le mal être plus fort que les remèdes ; tout l'art du Vétérinaire comme celui du Médecin est impuissant à conjurer une mort inévitable.

Quelquefois encore la maladie se montrera peu-à-peu sans qu'il soit possible au Médecin de l'arrêter, et ces cas se remarqueront lorsque les animaux couvent une maladie depuis longtemps, surtout s'ils ont été forcés toute une saison, s'ils ont été mal logés, mal nourris, mal soignés. Il est de toute évidence que l'animal a perdu de ses forces, ayant été, en quelque sorte, soumis à un épuisement lent qui tourne au profit de la maladie.

Lorsque le Vétérinaire, après avoir vu le malade, aura prescrit un traitement, le cultivateur l'exécutera entièrement, et il ne devra pas supposer que, si on soumet l'animal à la diète, l'affaiblissement qui surviendra, sera à l'avantage de la maladie. En un mot, le vétérinaire ne sera pas trompé par une fausse confiance, comme cela se voit souvent, sinon le propriétaire aura tout à y perdre, et la science ne pourra tirer aucun fruit d'observations qui n'auraient peut-être pas été dépourvues d'intérêt pour elle.

Comment le propriétaire reconnaîtra-t-il si un de ses animaux est malade ?

Il m'est arrivé quelquefois d'avoir été appelé auprès d'animaux malades, lorsque la maladie avait déjà fait beaucoup de progrès ; parfois elle en avait fait de si considérables que je ne concevais plus d'espoir de guérison. Aux questions adressées aux propriétaires, sur le peu d'empressement qu'ils mettaient à faire traiter leurs animaux, ils me répondaient qu'ils ne s'étaient pas aperçus plus tôt de la maladie et ils saisissaient cette occasion pour me demander à quels signes on peut reconnaître si un animal est malade ; nous n'avons pas l'habitude, disaient ils, de les voir souffrants, ni de juger rapidement, comme le fait le Vétérinaire, des changements qui se manifestent ; cela serait bien différent si les animaux étaient comme les hommes, en les interrogeant, ils répondraient comme le fait le malade au Médecin.

Je ne puis qu'applaudir jusqu'à un certain point à cette comparaison entre les animaux domestiques et l'homme, pour démontrer que les Vétérinaires ont autant besoin de sagacité et de pénétration que les Médecins, lorsqu'il s'agit de découvrir l'endroit malade ; mais il y aurait de l'exagération à supposer que, parce que l'animal domestique ne parle pas, on ne puisse arriver à saisir les changements qui s'opèrent de l'état de santé à celui de maladie, en un mot, sans chercher à localiser le mal.

Les cultivateurs soigneux de leurs chevaux s'y attachent beaucoup ; ils font de fréquentes tournées dans les écuries, prennent des renseignements auprès des domestiques (1), s'assurent si les chevaux boivent, mangent et travaillent comme d'habitude : ce n'est malheureusement

---

(1) Je saisis cette occasion pour recommander une brochure intitulée : Guide du garçon de culture, par M. Pelte, cultivateur à la Grange-d'Envie.

Se vend à Metz, chez *Varion*, libraire, rue du Palais.

Cette brochure renferme des conseils très-utiles, et peut être consultée avec fruit, surtout par les garçons de culture intelligents auxquels elle est spécialement destinée.

que le petit nombre qui agit de la sorte ; aussi est-il très-difficile au plus grand nombre de s'apercevoir si leurs chevaux sont dans des conditions favorables, ou s'ils éprouvent quelques dérangements dans leur santé.

Lorsque le cheval est en bonne santé, le propriétaire soigneux sait comment il se couche, comment il porte la tête, comment sont ses yeux, ses oreilles, puisqu'il les voit tous les jours; il peut aussi s'assurer si le cheval s'acquitte toujours bien de son service, et s'il conserve son appétit. Je le répète : je ne crois pas devoir entrer dans d'autres détails, parce que je suppose que ce sont des choses bien connues, et qu'il ne faut qu'un peu d'attention pour saisir cet état de santé chez tous les animaux.

J'insisterai un peu plus sur la respiration, car elle offre des dérangements bien notables dans beaucoup de maladies.

Dans l'état de santé, le cheval ne tousse ni ne jette; la respiration ne fait entendre d'autres bruits que ceux de l'entrée et de la sortie de l'air par le nez, et la quantité de battements ou d'abaissements du flanc par minute, est à peu près de 10 à 12 dans les jeunes animaux, de 9 à 10 dans les adultes et les vieux.

Afin de bien apprécier l'état de la respiration, il faut que le cheval soit tranquille, que rien ne l'effraie. Le cultivateur saura aussi que le cheval respire plus vite quand il est au travail, ou qu'il vient d'être exercé; il en est de même pour la jument, surtout lorsqu'elle est dans un état de gestation avancé. C'est donc lorsque l'animal repose et qu'il n'est point inquiété, qu'on pourra le mieux examiner son flanc; on peut encore pour cet effet l'empêcher de manger.

Les différences que je signale et qui ont rapport à la respiration, se font aussi remarquer chez les personnes qui peuvent se convaincre aisément de l'exactitude du fait. Je dirai de plus que la respiration peut être moins fréquente après une première ou une deuxième visite du Vétérinaire, sans que cela soit un indice favorable; et le cultivateur ne peut, d'après ce seul symptôme, supposer que la santé de l'animal se soit améliorée.

Voici quelques symptômes qu'on remarque fréquemment et qui peuvent être saisis assez facilement par le cultivateur; la présence d'un ou de plusieurs de ces symptômes suffira pour faire voir au propriétaire que son animal est malade: s'il est triste, abattu; s'il se lève et se couche avec peine; si l'animal porte bas la tête, ou s'il la tourne à droite ou à gauche pour regarder l'endroit malade; s'il a les yeux sombres, éteints, recouverts en partie ou en totalité par les paupières; si la peau est froide, ainsi que les oreilles, et que celles-ci se portent alternativement en avant et en arrière; si, au moindre exercice, l'animal sue, ou s'il a les flancs agités; s'il soutient moins bien le travail; s'il perd l'appétit, ou bien s'il est vorace; s'il ne peut avaler et boire que difficilement; si le ventre est gonflé; s'il y a constipation, coliques; s'il tousse; s'il jette; si les flancs battent plus ou moins qu'à l'état de santé; si le cheval se plaint, ou bien si la respiration est difficile; si les urines sortent difficilement, et sans avoir leur couleur naturelle; enfin si l'animal éprouve des démangeaisons.

Il est encore d'autres symptômes qui peuvent être reconnus facilement, tels que les suivants: si le cheval boite et s'il porte des tumeurs sur un des points du corps.

Les symptômes que j'ai signalés pour le cheval, touchent aussi les autres espèces domestiques. Dans l'espèce bovine, on consultera de plus la cessation de la rumination, la diminution de la sécrétion du lait et les battements du flanc qui sont à peu près au nombre de

18 à 20 par minute, lorsque l'animal est bien portant et jeune, et de 15 à 18, lorsqu'il est adulte ou vieux ; tandis que dans l'espèce ovine, ils sont, par minute, au nombre de 16 à 17 dans les jeunes bêtes, et de 13 à 16 dans les adultes et les vieilles. Afin de bien apprécier l'état de la respiration chez les bêtes bovine et ovine, on doit tenir compte des circonstances qui peuvent l'influencer et qui ont été énumérées en parlant de la respiration dans l'espèce chevaline.

L'animal étant reconnu malade, le propriétaire, en attendant l'arrivée du Vétérinaire, se gardera bien de lui donner à manger. Cependant rien n'est si commun que de voir, dans de pareilles circonstances, la mangeoire pleine d'avoine et le râtelier bien garni, espérant, dit-on, que l'animal recouvrera, par ces moyens, les forces qu'il a perdues.

Cette pratique est une des plus vicieuses, et une de celles qu'on doit combattre avec le plus de persistance, car au lieu de nourrir le malade, on nourrit la maladie. C'est absolument comme si une personne souffrante venait à manger comme d'habitude, dans l'espoir de se rétablir plus promptement.

On se gardera donc bien de donner de l'avoine et on enlèvera du râtelier tout ce qui pourrait être trop nourrissant pour le malade. Dans l'attente du Vétérinaire, on trouvera, dans la majorité des cas, de l'avantage à laisser une botte de paille dans le râtelier et à donner au cheval et au bœuf des barbotages clairs et tièdes. Au lieu de faire travailler le cheval, quelque peu que ce soit, il vaut mieux, en cas de besoin, s'adresser à son voisin et lui demander s'il peut en mettre un à votre disposition. On devra panser l'animal comme d'habitude et le couvrir bien chaudement. Enfin on fera la litière avec soin, et on placera le malade dans un lieu où il soit tranquille et où il puisse respirer un bon air.

Quant à l'air que doivent respirer les animaux, je ferai une observation qui sera d'autant moins déplacée que la règle de conduite, tout-à-fait irrationnelle, adoptée par quelques cultivateurs, a été, à ma connaissance, la cause de la mort de plus de 30 chevaux, depuis que j'exerce la Médecine Vétérinaire : les cultivateurs la liront donc avec intérêt, puisqu'elle touche de si près à leur bien-être.

Beaucoup de cultivateurs s'imaginent que, dès l'instant où le cheval est malade, il doit être tenu très-chaudement et de manière à ne pas laisser pénétrer la plus petite quantité d'air nouveau dans l'écurie où il est placé. Pour atteindre plus sûrement ce but, on le met dans le lieu le plus chaud et à côté d'autres chevaux qui viennent encore augmenter la chaleur de l'air; on ferme toutes les ouvertures de l'écurie avec du fumier, et on laisse séjourner indéfiniment la litière sous les pieds des chevaux.

Non seulement on se conduit ainsi à l'égard des malades, mais il y a des cultivateurs qui croient bien faire en n'agissant pas autrement envers les animaux qui se portent bien. Aussi, dans la plupart des écuries, ne laisse-t-on circuler l'air, que le moins possible, pendant tout l'hiver et une partie de l'automne. On ne donne pas accès à la lumière, on laisse séjourner, un temps fort long, sous les pieds des animaux, la litière imprégnée d'urine et d'excréments qui, en fermentant, développent des miasmes; on néglige le pansage, qui remplace en quelque sorte une partie de la nourriture de l'animal, et qui est d'une grande importance pour la conservation de la santé. A toutes ces causes de dépérissement, susceptibles d'amener des maladies graves, on doit encore ajouter le peu d'espace qu'occupent les animaux dans beaucoup d'écuries, tandis que cet espace doit être tel que l'animal puisse jouir de ses mouvements, s'étendre sur sa litière sans gêner ses voisins, sans être gêné par eux, et qu'il puisse manger sa ration sans avoir à redouter leur voracité; enfin il doit y avoir assez d'espace pour permettre de circuler autour des animaux et s'assurer de leur état, sans craindre aucun danger.

Lorsque l'espace n'est pas assez grand et que les animaux se touchent presque, ils se gênent mutuellement; les plus forts oppriment les plus faibles, les empêchent de se coucher, quand ils ont besoin de repos, tandis que les plus voraces mangent une partie de la ration des autres; aussi rien n'est plus commun que de voir, parmi les chevaux de la même écurie, entourés des mêmes soins, rationnés de la même manière, les uns prospérer, les autres dépérir. L'exiguité de l'espace exerce une très-grande influence sur la santé des animaux : la gêne prolongée, la privation de sommeil, la diminution de nourriture pour les uns et l'excès pour les autres sont encore des causes de dépérissement.

En faut-il davantage pour que cette manière de gouverner les animaux imprime à ces derniers une prédisposition aux maladies, et donne une explication satisfaisante des pertes que les propriétaires éprouvent?

Cependant quelques cultivateurs, n'ayant pas eu lieu de remarquer dans leurs chevaux des maladies engendrées par les causes que je viens d'énumérer, prétendent que la présence de la lumière et le renouvellement de l'air dans les écuries, ne sont pas d'une urgence aussi majeure qu'on veut bien le dire. Tout le monde sait que les plantes pâlissent, s'allongent, s'étiolent, en un mot, et périssent quelquefois lorsqu'elles croissent dans un lieu où la lumière n'est pas sensible; on sait aussi que l'homme qui travaille dans un lieu obscur, et où l'air est impur, a un teint pâle et perd de son énergie sans que, pour cela, il paraisse toujours sensiblement malade; mais il est plus sujet aux maladies et ces dernières, une fois déclarées, seront d'autant plus redoutables que l'homme aura été plus longtemps exposé à l'action des causes primitives. Eh bien! ce qui se passe dans les plantes et dans l'homme, a lieu, d'une manière analogue, chez les animaux domestiques placés dans les mêmes circonstances, et les effets en sont tout aussi dangereux.

Afin de faire comprendre à quel degré la respiration de l'air corrompu, qui existe dans certaines écuries, influe sur la santé, je vais examiner comparativement les effets produits sur les animaux et sur les personnes qui se trouvent placés dans des conditions semblables.

J'ai dit que l'air ne doit pas être trop échauffé par la respiration, parce qu'il ne nourrit pas aussi bien le sang, et c'est ce qui arrive, quand beaucoup d'animaux sont rassemblés et qu'ils respirent un air qui n'est pas renouvelé. La mort pourrait même s'en suivre, si le changement de cet air était rendu tout-à-fait impossible pendant un certain temps.

Nous savons par expérience que, quand nous sommes rassemblés en grand nombre dans une chambre, l'air devient malfaisant, si on ne le renouvelle pas; ainsi on voit assez fréquemment les personnes délicates se trouver mal et tomber en faiblesse dans les bals, les spectacles et dans tout autre lieu où l'air se trouve dépourvu des conditions qui le rendent propre à la respiration. Comment se ferait-il donc que le cheval, qui reste toute une saison dans ces écuries, n'en ressentît pas de mauvais effets?

En présence de ces faits, on ne peut invoquer la puissance de l'habitude, car celle-ci ne peut jamais faire qu'un air malsain soit propre à entretenir la santé. C'est donc parce qu'il n'y a pas de remède aussi salutaire qu'un bon air, qu'on doit en exiger le renouvellement; et les personnes malades elles-mêmes se rétabliraient plus promptement, si l'on favorisait plus fréquemment la circulation de l'air de leur chambre, lorsqu'il est échauffé par un grand feu et par un grand nombre de personnes qui y sont rassemblées. L'air de ces chambres est quelquefois tellement échauffé, qu'en y entrant on se trouve incommodé au point de suffoquer; à plus forte raison, le malade doit-il l'être lui-même : c'est donc à tort qu'on redoute pour lui le changement de l'air, puisqu'il en éprouve le plus grand besoin. On peut encore juger de ses effets, en comparant le teint de ces hommes qui vivent dans des lieux étroits et fermés au teint de ceux qui vivent au grand air; on peut comparer l'homme de la ville à celui de la campagne.

Non-seulement l'air des écuries est moins salubre, parce qu'il est corrompu par la respiration, mais il est encore mêlé aux vapeurs qui se dégagent du fumier, des urines, etc.; aussi, en y entrant, ressent-on une chaleur humide, désagréable et fétide; les corps allumés y répandent une lumière faible et pâle, les gaz piquent les yeux, ce qui prouve que cet air est devenu dangereux. De telles émanations respirées par les animaux et déposées sur les fourrages, altèrent le sang et provoquent d'autres maladies également graves, notamment celles des yeux. M. Leidinger, Médecin Vétérinaire à Holling, considère aussi cette cause comme étant une de celles qui occasionnent la perte de la vue chez beaucoup de chevaux de l'arrondissement de Sarreguemines.

J'ai encore à signaler aux cultivateurs un dernier effet de cette conduite à l'égard des animaux : c'est que, l'air étant très-échauffé, la transpiration en devient plus active ; il en résulte alors que les animaux qui sortent de ces étuves pour entrer dans une atmosphère dont la température est basse, deviennent tout-à-coup malades. Ce sont des toux, des maladies de poitrine et d'autres affections non moins graves que produit la transition brusque du chaud au froid, laquelle a pour effet, comme chacun sait, d'arrêter subitement la transpiration.

Il en arriverait tout autant à une personne qui, se trouvant dans une chambre bien chaude, passerait ses journées d'hiver à se tapir au coin d'un grand feu, les fenêtres et les portes bien fermées, et qui viendrait à sortir au moment où l'air est froid ; il arriverait, dis-je, qu'elle serait attaquée d'une fluxion quelconque ; et elle serait d'autant plus exposée que la chaleur de la chambre serait plus grande et l'air extérieur plus froid. Le même effet serait encore produit sur une personne qui, étant en sueur, aurait froid tout-à-coup ; ou si, dans des jours de forte chaleur, elle prenait des bains à la glace.

Cependant, malgré les pertes qu'ils éprouvent, les propriétaires sont insensibles aux observations judicieuses qu'on leur adresse. Quelques-uns ne tiennent même pas compte de la manière dont leurs animaux sont logés. Aussi, lorsque les Vétérinaires viennent pour les traiter et qu'ils échouent dans le traitement, ils sont irrévocablement considérés comme les auteurs de la mort.

Mais sait-on qui a provoqué cette mort ? C'est celui qui montre une froide indifférence pour tout ce qui concerne l'hygiène du cheval, qui témoigne une égale insouciance pour toute amélioration à faire, et qui considère, comme chose convenablement et raisonnablement faite, ce qui n'est qu'abus; en un mot, c'est le propriétaire lui-même qui ne veut pas entendre raison, car il suffit que la cause ne soit pas mécanique, qu'elle ne lui saute pas aux yeux, pour se croire autorisé à penser qu'il agit rationnellement.

Il est à regretter que des cultivateurs et d'autres propriétaires d'animaux se reposent encore sur ce qu'ont fait leurs pères. C'est à tort qu'ils se persuadent que leurs ancêtres, assurément moins capables qu'eux, étaient plus éclairés ; c'est à tort aussi qu'ils s'imaginent que ce qu'ils ont jugé convenable de faire, ne peut être changé sans danger. Combien ne sont pas déplorables les effets de cette vénération pour d'antiques préjugés dont les animaux sont souvent victimes ! Quoi ! de ce qu'une erreur subsiste, en est-elle moins une erreur ? De ce que nos pères ont agi à une époque où l'hygiène n'était pas bien connue, faut-il qu'aujourd'hui nous respections des mesures qui répugnent à la raison, et qui, par dessus tout, nuisent à nos intérêts ? Ne nous est-il donc pas permis de nous élever contre ces habitudes si funestes à la santé des animaux ?

On conçoit que les fermiers se refusent à faire, pour leur propre compte, de nombreuses réparations, lorsqu'ils ne peuvent profiter des avantages qu'elles devraient procurer, à cause de la trop courte durée de leur bail. Il en est encore d'autres, qui sont tellement pénétrés des effets fâcheux que ressentent les animaux, qu'ils s'engageraient volontiers à payer aux propriétaires les rentes de la somme devenue nécessaire pour arriver à un nouvel état de choses. Que les propriétaires se montrent donc amis du progrès, et qu'ils prouvent leur amour pour l'art qui nous fait vivre, en venant en aide aux fermiers bien intentionnés dont je viens de parler.

Imbus de ce préjugé, que tout ce qui a été fait est bien fait, quelques cultivateurs s'obstinent à suivre la marche qui leur a été tracée jadis, et si l'on veut les en écarter, ils repoussent toute observation.

Ce respect pour les actes des anciens n'est réellement pas raisonnable; et, si les propriétaires d'animaux domestiques ont bien pesé cette observation, je pense que cela suffira pour les engager à entrer dans la voie du progrès.

Je dirai aussi que beaucoup de cultivateurs n'auraient pas de grandes dépenses à faire pour soumettre leurs écuries à une ventilation bien entendue, afin que la température y soit convenable et qu'on puisse renouveler l'air sans nuire à la santé des animaux. Toutefois je n'omettrai pas de mentionner qu'il y a, dans notre département, beaucoup trop d'habitations construites contre les premières règles de l'hygiène, soit qu'elle fût alors ignorée, soit que des motifs de convenance domestique l'aient emporté sur les conditions sanitaires qui exigeraient de plus grands sacrifices.

Les effets fâcheux que ressentent les animaux soumis à une hygiène aussi mal entendue, ne suffisant pas pour ramener beaucoup de cultivateurs à des idées plus saines et plus justes, je les engagerai alors à ne pas faire construire des habitations pour les animaux domestiques, sans consulter les hommes les plus éclairés sur l'hygiène. Je dirai même plus, c'est qu'on devrait encourager cette branche de l'économie rurale qui concerne le logement des animaux.

Ce sont là, à mon avis, les moyens à employer pour exciter l'émulation des cultivateurs, et pour leur faire tirer profit de tout ce qui peut intéresser la santé. En suivant ces conseils, on pourrait espérer de voir l'hygiène prospérer et tous les animaux domestiques en ressentiraient d'heureux effets; tandis que, s'ils restent abandonnés, tels qu'ils le sont, sur plusieurs points de notre contrée, ils ne feront que dégénérer et seront toujours sujets à des maladies sans nombre et souvent fort graves.

Des précautions à prendre lorsque l'animal est convalescent.

Après avoir conduit une maladie à bonne fin, au point de considérer le malade comme heureusement guéri, il est arrivé, au grand étonnement des Vétérinaires, de voir la mort moissonner quelques-uns de ces animaux devenus convalescents. Comme cet état qui tient un milieu entre la maladie qui n'existe plus et la santé qui n'existe pas encore, peut avoir des suites fâcheuses, il est de mon devoir de fixer l'attention des cultivateurs sur la manière dont ils doivent se conduire à l'égard d'un animal convalescent.

C'est parce que le propriétaire s'est figuré trop tôt que son cheval peut être soumis au même genre de vie que par le passé, qu'il l'expose à des rechûtes ; et rien n'est encore si commun que de voir commettre à cet égard les plus grandes fautes. Les propriétaires savent cependant bien que si la maladie a été un peu longue, le cheval convalescent est faible, souvent chancelant, que son estomac est fatigué par le régime, par les remèdes et surtout par le mal et qu'il n'est capable que d'une faible digestion : si donc, on laisse l'animal satisfaire son appétit, presque toujours vorace, la convalescence sera longue et pénible, il surviendra des indigestions, des rechûtes ; et quelle gravité n'ont pas ces dernières !

Il arrive souvent encore que les agriculteurs font travailler prématurément les chevaux convalescents, et les confient à des garçons sans intelligence, qui ne tiennent aucun compte de l'observation qui leur est faite de ménager les forces de l'animal. Ce travail prématuré ne peut être que préjudiciable à la santé du cheval, il nuit à la guérison et expose encore le malade à des rechûtes. C'est absolument comme si un homme, sortant de faire une maladie, voulait se remettre à son régime habituel et s'occuper avec la même activité qu'auparavant, au lieu de manger graduellement et de se reposer quelques jours de plus.

Le cultivateur observera donc pour son cheval ce qu'il observerait pour lui-même ; il fera en sorte que le travail et la nourriture soient en rapport avec l'état d'affaiblissement dans lequel le cheval se trouve, et il augmentera peu à peu la nourriture qu'il combinera avec le retour gradué des forces ; il ne se laissera pas aller à ce préjugé répandu dans nos campagnes, qu'on peut, en très-peu de jours, faire recouvrer au cheval les forces qu'il a perdues. Celui-ci devra être mis à l'abri des causes qui ont occasionné la maladie ; ainsi, par exemple, si c'est à un courant d'air qu'il l'a due, on devra supprimer cette cause de maladie. S'il a été malade après avoir eu froid, lorsqu'il était en sueur, on ne devra pas le promener par le mauvais temps, et dans aucun cas, il ne faudra le faire tant qu'il sera malade.

On devra placer le cheval dans un lieu chaud et sec ; on entretiendra très-proprement l'écurie, on fera une bonne litière au convalescent que l'on pansera avec soin et que l'on couvrira d'une bonne couverture ; on le promènera par un temps convenable, mais de manière à ne pas le fatiguer. Quant à la nourriture, il faudra donner des aliments de bonne qualité, d'une digestion facile, et en petite quantité à la fois ; on augmentera la nourriture avec le retour gradué des forces, enfin les barbotages seront clairs et tièdes.

Après la promenade, le cheval devra être soumis à un léger travail qu'on augmentera aussi graduellement.

En graduant ainsi la nourriture et le travail, on arrivera, après un certain temps, à ramener le cheval dans un parfait état de santé.

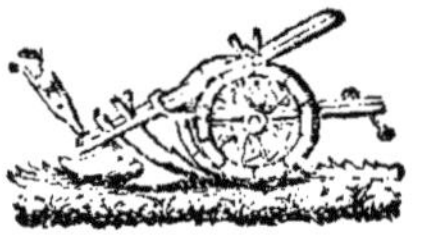

Des Coliques.

Causes fréquentes et préservatifs.

D'après l'aveu de certains cultivateurs, il y a des maladies où la vie des animaux est en si grand danger, qu'à peine a-t-on le temps de faire venir le Vétérinaire, et qu'à son arrivée, ou l'animal malade est hors de danger, ou, ce qui arrive plus souvent encore, il a succombé. Ils me citaient les *tranchées rouges* et me disaient que si le cheval n'est pas traité au début de cette maladie, il est assurément perdu. Aussi regardaient-ils comme indispensable pour eux la connaissance du traitement à employer dans ces sortes de maladies.

Je conçois les raisons des cultivateurs ; car il n'est que trop vrai qu'il y a des maladies terribles dans leurs effets ; mais vouloir insister sur la nécessité de leur indiquer le traitement, c'est exiger que la science fasse une concession qu'elle ne doit pas faire, car l'application rationnelle du traitement de ces maladies devient impossible entre les mains des agriculteurs. Je le dis sans arrière-pensée, sans que l'intérêt personnel s'en mêle aucunement ; et s'il fallait, sur ce point, invoquer le témoignage de ceux qui me connaissent, je suis bien persuadé que tous seraient d'accord pour convenir que c'est l'intérêt général que j'ai toujours eu en vue. Je répète que la science s'oppose à ce que je fasse connaître le traitement de ces maladies : ce serait, à mon avis, faire beaucoup plus de mal que de bien.

J'ai déjà dit aux cultivateurs que pour pratiquer la médecine, il faut avoir fait un apprentissage ; et on a beau être fortifié par l'étude, il y a encore, dans cette science, des points assez obscurs pour ne pouvoir être saisis que difficilement. Ainsi, si le Vétérinaire éprouve de l'embarras, à plus forte raison, le cultivateur, qui n'offre aucune garantie des conditions exigées, se trouvera dans une ignorance à peu près complète de ce qui se passe dans le corps du cheval, et commettra des erreurs beaucoup plus funestes que les accidents eux-mêmes ; car il me suffira de dire que la colique est un symptôme qui se fait remarquer dans 12 ou 15 maladies qui ont chacune un traitement différent.

Dans le début de l'*indigestion*, par exemple, on ne traitera pas comme dans les *tranchées rouges;* lors du développement d'une *hernie*, comme dans une maladie de *vessie;* dans l'*inflammation des intestins,* comme dans une maladie *des vers*, etc. : et cependant toutes ces maladies et d'autres donnent naissance à des coliques. Eh bien! j'en appelle au bon sens des agriculteurs ; sauront-ils distinguer quelle est la maladie qui donne lieu aux coliques ? Je suis bien persuadé que non. Cependant, qu'arriverait-il, si je leur indiquais le traitement de chacune ? c'est que, manquant de discernement pour l'appliquer, joignant encore à cela la frayeur et la précipitation qu'ils mettraient à la seule idée que le cheval est en danger, non-seulement ils ne pourraient reconnaître la maladie dont l'animal est atteint, mais encore ils appliqueraient le traitement à tort et à travers. D'un autre côté, le défaut d'habitude et le manque de théorie exposeraient les animaux aux accidents, résultats inévitables d'une mauvaise manière d'opérer. En employant le traitement qui aurait le mieux réussi, et en généralisant l'emploi de celui-ci, ils en feraient un abus fréquent dont je serais moralement responsable : aussi, vaudrait-il beaucoup mieux, dans le cas où l'homme de l'art ne peut être présent, abandonner le malade aux seuls efforts de la nature, que d'administrer des remèdes, inconnus dans leurs effets, contre une maladie également inconnue. Je pourrais citer des cas où l'imprudence des agriculteurs a été la cause de la mort des animaux ; j'en connais même, qui se jouent tellement de la vie de leurs chevaux, qu'ils administrent le premier remède qui leur tombe sous la main, lors même qu'il leur est possible de se procurer les secours de l'art. Aussi suis-je bien éloigné d'initier les agriculteurs au traitement de ces maladies ; je leur recommanderai même de ne faire aucun cas des ouvrages qui s'occupent de ce sujet, et dans lesquels on prône des spécifiques et des remèdes infaillibles contre toutes les maladies : tout cela est un vrai charlatanisme, contre lequel je ne saurais trop prémunir les propriétaires d'animaux.

Je blâme de toutes mes forces les auteurs de pareils écrits, parce qu'il n'y a pas de science moins accessible aux agriculteurs, et dont l'application soit à la fois plus difficile et plus dangereuse que la médecine; les idées incomplètes qu'ils puisent dans ces écrits, sont tout aussi dangereuses que des idées fausses.

Loin de propager le traitement des maladies qui n'est que rarement susceptible d'être rendu populaire, il serait beaucoup plus profitable, pour les cultivateurs, qu'on ne s'occupât que des préceptes relatifs à la conservation de l'animal en santé, et si les auteurs qui ont eu la prétention de faire de la médecine un art domestique, n'en avaient enseigné que la partie préservative, leurs ouvrages eussent du moins offert quelque utilité.

Cependant, je ne veux pas passer sous silence ce qui est relatif aux coliques et aux coups de chaleur: d'ailleurs, je céderai en cela aux instances de quelques cultivateurs, en faisant connaître les moyens d'empêcher les animaux d'en être atteints; car il est infiniment plus essentiel de prévenir les maladies que de les guérir. La lecture de cet article suffira pour leur faire comprendre l'importance qu'on doit y attacher. Je cite, pour exemple, les coups de chaleur qui occasionnent souvent l'asphixie par suite de l'insuffisance d'air qui arrive aux poumons. Eh bien ! si l'asphixie a déjà fait des progrès au point de faire tomber l'animal, on aura beau le médicamenter, il arrivera assez rarement de pouvoir l'arracher à la mort; tandis que si on modère le travail lorsque la température est très-élevée, ou bien si le conducteur a la bonne précaution de laisser reprendre haleine au cheval, lorsque celui-ci est essoufflé, qu'il butte et qu'il est insensible au fouet, on n'aura pas à déplorer des morts si fréquentes. En second lieu, si l'animal est en sueur et qu'on lui fasse boire de l'eau très-froide, il ressentira de violentes coliques; et rien ne sera plus facile aux cultivateurs que d'éviter cet accident, en se conformant à ce que je vais dire.

Causes fréquentes des Coliques, leurs préservatifs.

Les Coliques proviennent de circonstances qui ont rapport à la nature des aliments, ou qui y sont étrangères.

Elles peuvent survenir : 1° *Lorsqu'on n'accorde pas aux animaux quelques moments de repos avant et après le repas.*

Il est donc essentiel de prendre à leur égard les précautions suivantes : lorsqu'ils quittent le travail, qu'ils sont essoufflés et en sueur, on doit les laisser souffler et se calmer pendant une demi-heure ou trois quarts d'heure avant de leur donner à manger ; on doit ensuite ne les remettre au travail qu'un certain temps après le repas et n'exiger d'eux qu'une allure lente dans les premiers moments de la reprise de leurs services.

2° *Lorsque les animaux mangent trop et avec avidité.*

Cela arrive surtout à ceux qui sont souvent interrompus dans leurs repas, car ils pressentent qu'on leur laissera peu de temps pour les prendre et mangent à la hâte pour y suppléer, de sorte que les aliments s'entassent dans l'estomac sans avoir été suffisamment broyés. Cela arrive également aux animaux qui ont souffert de la faim, à ceux qui sont voraces et à ceux qui, dans d'autres circonstances, ont à discrétion des aliments appétissants. Il est donc prudent de donner aux animaux le temps de manger et de digérer; on doit aussi, s'ils ont souffert de la faim, ne leur donner d'abord qu'une petite quantité de nourriture et seulement pour apaiser le premier besoin. Si l'animal est naturellement vorace, s'il avale presque sans mâcher et s'il a la liberté de mordre sur les rations de ses voisins, on doit le placer à part, l'attacher, lui donner ses aliments par petites portions en ayant soin de mêler la ration d'avoine avec de la paille hachée ou des fèverolles concassées. On doit aussi hacher l'avoine non battue, les fèverolles battues, le trèfle séché, la paille et le foin qu'on destine à ces animaux. La digestion en est rendue bien plus facile et il y a encore de l'économie. Enfin, comme les animaux peuvent manger une trop grande quantité d'aliments s'ils sont appétissants, il serait avantageux de les rationner. Aussi ne doit-on pas donner en abondance le son qui est, de tous les aliments, le plus indigeste, aujourd'hui surtout que les procédés de mouture lui enlèvent presque tous les principes nutritifs; toutefois, si l'on en donne, il faut qu'il soit bien mouillé. La menue paille ne doit pas être non plus donnée à discrétion aux bêtes à cornes, parce qu'elle cause souvent des dérangements dans le canal des aliments.

3° Lorsque les animaux mangent des fourrages qui n'ont pas encore jeté leur feu ou qui sont altérés.

On doit proscrire, autant que possible, les fourrages nouveaux de la nourriture des animaux, et ne les employer que 2 mois après la récolte pour le foin et pour l'avoine. Quant aux fourrages altérés, ils sont toujours dangereux et moins nourrissants, aussi doit-on se garder d'imiter ceux qui, pour remédier au peu de qualité des aliments, en donnent une plus grande quantité; car c'est absolument comme si, n'ayant que de mauvais pain, on espérait être mieux restauré après en avoir mangé une plus grande quantité que d'autre supérieur en qualité.

4° Lorsque, sans les y avoir préparés, on fait passer les animaux d'une nourriture à une autre, surtout si cette dernière est appétissante.

Il ne faut jamais faire passer les animaux d'une nourriture à une autre sans les y avoir préparés; ainsi, avant de les conduire dans les pâturages, on aura toujours soin de leur donner des fourrages secs et de s'assurer si le soleil a dissipé en partie la rosée; il serait même prudent, les premières fois qu'on les fera sortir, de ne les laisser manger que par intervalles. Si, au contraire, on donne le vert au râtelier, il faudra, pendant plusieurs jours, le mêler avec des fourrages secs en diminuant progressivement ces derniers, de manière qu'ils aient disparu complètement de la ration après 7 ou 8 jours. On ne fera pas provision d'herbe fraîche, et on évitera autant que possible de la couper lorsqu'elle est mouillée; mais si l'on est dans la nécessité de le faire, on aura soin de l'étendre afin qu'elle ne s'échauffe pas et on ne donnera que peu de cette verdure à la fois aux animaux. Si on donne le vert seul, on peut en atténuer les mauvais effets en offrant une brassée à chaque cheval ou à chaque bœuf et en ayant l'attention de laisser le râtelier vide pendant autant de temps que l'animal en emploie à manger cette quantité.

Quand les animaux doivent quitter le vert, il faut les remettre avec précaution à leur ancienne nourriture; c'est-à-dire qu'il ne faut pas supprimer le vert tout d'un coup, mais le mélanger à des fourrages secs, afin que la transition ne soit pas trop brusque. De même, si l'on veut substituer une nourriture de grains secs à une autre, il faut aussi le faire peu à peu pour y accoutumer les animaux.

5° *Lorsque les animaux ont chaud et qu'ils boivent de l'eau froide.*

Il ne faut pas laisser boire les animaux lorsqu'ils arrivent du travail, lorsqu'ils sont essoufflés et en sueur. Il ne faut pas non plus leur laisser boire de l'eau trop froide en été, ni même en hiver, quand ils sont placés dans des écuries trop chaudes ; mais pour éviter les accidents, on aura soin de tirer cette eau quelques heures d'avance pour lui donner le temps de s'échauffer ; si l'on manque de temps, on y versera de l'eau chaude, ou seulement on l'agitera avec une poignée de foin et on y ajoutera un peu de farine d'orge ou du son.

6° *Lorsqu'on ne laisse point aux animaux la liberté de s'arrêter pour uriner.*

Les rétentions d'urine occasionnent souvent de violentes coliques, c'est pourquoi toutes les fois que les animaux veulent satisfaire ce besoin, il faut bien se garder de les en empêcher.

Telles sont les précautions que je devais indiquer pour prévenir les coliques ; mais lorsque, par un défaut de précaution ou par toute autre cause, elles se déclarent, il faut se hâter de retirer le fourrage du râtelier, bouchonner l'animal, le promener si le temps le permet, lui donner deux ou trois lavements émollients d'eau ordinaire à une température douce à laquelle on ajoute une certaine quantité d'huile. Il faut aussi lui présenter de l'eau blanche et maintenir, s'il est possible, une couverture sur son corps. A cela se bornent les soins qui peuvent être employés en attendant l'arrivée du Vétérinaire.

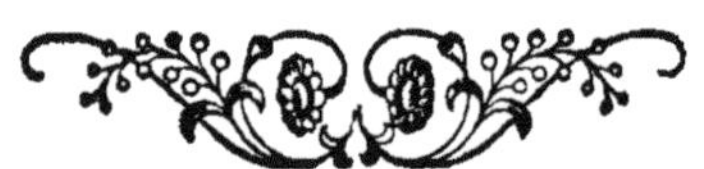

Des coups de chaleur.

Dans les campagnes on appelle *coup de sang* ou *coup de chaleur* une maladie toujours très-grave que les vétérinaires considèrent parfois comme une asphyxie. Les animaux qu'elle attaque tombent comme frappés d'un coup de foudre, sans autre mouvement que le battement des flancs, et meurent promptement, souvent même sans qu'on ait eu le temps de les traiter. Si cependant quelques-uns réchappent de cette cruelle maladie, ils restent presque toujours faibles et hors d'état de suffire à un bon service. Elle surprend les animaux, *lorsqu'en été ils sont sortis aux heures de la journée où la chaleur est très-grande, lorsqu'ils sont placés dans une écurie exposée au soleil du midi et sans courant d'air, ou lorsque d'autres animaux y sont entassés avec eux.* On ne doit donc pas faire sortir les animaux en été, lorsque la température est très-élevée, que le temps est calme et l'air sans agitation ; toutefois, s'ils sont sortis, on doit les tenir à l'ombre. On doit aussi faire en sorte que les écuries soient spacieuses, bien aérées et construites de manière que les portes s'ouvrent plutôt à l'est ou au nord qu'au midi, et que les fenêtres puissent s'ouvrir et se fermer à volonté, pour pouvoir prévenir une trop grande chaleur. On ne doit mettre dans l'intérieur des écuries que la quantité d'animaux qu'elles peuvent raisonnablement contenir, car l'accumulation des animaux dans un espace trop étroit, surtout par les temps chauds, s'oppose à la respiration d'un bon air. Ces précautions indiquées pour les écuries doivent également être prises à l'égard des étables et des bergeries.

Telles sont les mesures indispensables pour préserver les animaux des coups de chaleur, mais si l'on n'a pu les prendre, il est quelques signes précurseurs de cette maladie, que je dois faire connaître ; ainsi, si l'animal qui est attelé, butte, souffle, s'il ne sent plus le fouet, s'il a la marche et la tête pesantes, s'il est lourd et qu'il sue facilement, on doit s'assurer si le harnais ou le collier ne le gêne pas, lui laisser reprendre haleine et le placer à l'abri du soleil sous un arbre ou près d'un mur. Si l'animal qui est à l'écurie paraît endormi, s'il n'a point d'appétit, si la tête est basse ou qu'elle soit appuyée dans l'auge, etc., il faut de suite le placer dans un lieu où l'air soit vif et frais, circulant librement autour de l'animal. Je dois dire néanmoins que ces symptômes que je viens d'énumérer peuvent se faire remarquer sur l'animal qui est aux champs ou à l'écurie, sans qu'il soit sous l'influence de la chaleur; dans ce cas, il importe que la cause de cet état ne soit pas méconnue.

Je terminerai cet article par l'explication suivante qui fera connaître comment l'asphyxie et les coups de sang surviennent, et à ce sujet je dirai que les chevaux sont pris de chaleur dans la saison d'été, et pendant les heures du jour où le soleil est le plus ardent, ou bien quand l'air est chargé d'électricité, comme cela arrive quelquefois avant les orages. En effet, dans les circonstances dont je parle, l'air étant très-dilaté, est par conséquent moins propre à fournir au sang l'aliment nécessaire à la vie, car c'est par son contact avec le sang que celui-ci acquiert ses propriétés. Cet air étant donc très-échauffé, nourrit bien moins le sang, aussi l'animal est-il obligé de respirer plus vite pour suppléer au peu d'excitation de cet air ; mais comme le travail a encore pour effet de dépouiller le sang des qualités qu'il acquiert par son contact avec l'air, quoique la respiration soit fréquente, il ne peut se renouveler assez vite et assez abondamment dans le poumon pour agir sur le sang et lui donner les qualités qu'il perd.

L'asphyxie survient encore lorsque l'animal est placé dans une écurie exposée en plein soleil du midi, sans courant d'air, ou lors que d'autres animaux y sont entassés avec lui; car, dans le premier cas, l'air de l'intérieur de cette écurie peut avoir une température plus élevée que celle du dehors, et être trop dilaté pour rendre le sang propre au maintien de la vie ; aussi, l'influence de cette condition se prolongeant, l'asphyxie amène la mort. Dans le second cas, c'est-à-dire lorsque d'autres animaux y sont entassés avec lui, on doit admettre, non-seulement que cet air est très-dilaté, mais encore qu'il contient trop peu d'air respirable mêlé à l'air corrompu.

Pour donner une explication satisfaisante de

la manière dont arrivent les coups de sang, je serais obligé d'entrer dans des développements physiologiques hors de la portée des propriétaires; c'est pourquoi je dirai seulement qu'ils surviennent aux animaux qui sont bien portants et qui sont exercés lorsqu'il fait très-chaud. Les coups de sang se font remarquer également lorsque les animaux sont en repos et surtout lorsqu'ils sont exposés à l'action des rayons du soleil, car, par sa température, cet air échauffe les parties avec lesquelles il est en contact, y provoque l'afflux du sang qui gonfle les vaisseaux, les déchire et anéantit les fonctions des organes de la vie. Quelquefois les coups de sang et l'asphyxie ont lieu en même temps.

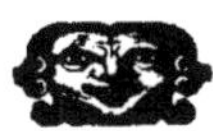

De la météorisation ou gonflement chez les espèces bovine et ovine.

S'il est des affections contre lesquelles il soit utile de populariser quelques points de leur traitement, la météorisation doit être de ce nombre, parce qu'elle peut être reconnue de tout le monde, ensuite parce qu'à raison de son début rapide et inattendu, elle réclame un traitement prompt, énergique, sinon les animaux malades sont exposés à périr presqu'infailliblement. Alors, puisque la guérison dépend presque toujours de la promptitude qu'on met à traiter les animaux, je ne crois pas pouvoir mieux faire que de conseiller aux propriétaires d'avoir un médicament chez eux, et s'ils n'ont pas cette précaution, ils ne pourront que difficilement traiter les malades dans le moment convenable; car l'emploi de ce remède est urgent, et quand il faut courir à la ville par le mauvais temps, quelquefois par les mauvais chemins, l'animal peut, sur ces entrefaites, périr victime des distances. Ce médicament est l'*ammoniaque liquide* appelé aussi *alcali volatil*. Le flacon sera fermé avec un bouchon à l'émeri, et mis sous clef; ce sera le plus sûr moyen d'éviter les accidents et de se le procurer à volonté. Non-seulement l'alcali peut être employé contre la météorisation, mais il est encore bien utile d'avoir ce remède chez soi, parce qu'il peut servir à combattre les suites de la piqûre de l'abeille, de la guêpe, etc. On peut encore l'employer avec efficacité contre la morsure de la vipère et celle des chiens enragés; ainsi il sera possible d'arrêter ou de ralentir la marche de l'accident, en attendant l'arrivée du médecin dont il n'est pas permis de se passer dans ces circonstances.

Préservatifs de la météorisation dans l'espèce bovine, et soins à donner aux animaux malades.

Pour prévenir cette affection, on doit laisser paitre les animaux peu de temps sur les pâturages abondants et les en faire sortir par intervalles, afin qu'ils puissent ruminer les aliments qu'ils viennent d'y prendre; il est même prudent de ne les conduire dans les champs de trèfle et de luzerne, qu'après avoir mangé auparavant. On doit s'abstenir de les conduire dans les pâturages quand les plantes sont mouillées, et avant que le soleil ait dissipé la rosée ; enfin toutes les fois que l'on doit faire paître des bestiaux dans les champs de trèfle, de luzerne, etc., on ne doit pas les confier à des bergers trop jeunes, parce qu'ils ne savent pas reconnaître quand les bestiaux ont assez mangé, qu'ils ne s'aperçoivent pas toujours du gonflement, et qu'ils sont inhabiles à porter remède à cet accident. On doit aussi, comme mesure de prudence, leur faire emporter un couteau bien pointu, un flacon d'alcali volatil, puis un vase qui doit servir à administrer le breuvage.

Quand on donne le vert à l'étable, il doit être coupé pour le bœuf comme pour le cheval, c'est-à-dire, le soir pour le matin et réciproquement, en ayant soin de ne pas le couper lorsqu'il est mouillé ; si cependant on est dans la nécessité de le faire, on le fauchera 10 à 12 heures d'avance, et on le répandra pendant ce temps pour éviter qu'il ne s'échauffe. On offrira le vert aux animaux par brassées à des intervalles égaux au temps qu'ils auront mis à manger la brassée précédente. On ne doit pas leur donner inconsidérément les aliments qui sont échauffés ou qui ont souffert de la gelée. On ne doit pas laisser boire les animaux immédiatement après avoir mangé ces aliments, et on ne doit pas non plus remettre les bœufs au travail sans qu'ils aient eu le temps de ruminer. Si cependant on n'a pu prendre ces précautions, et que l'accident se montre, on voit le ventre qui enfle considérablement, surtout le côté gauche, la rumination cesse, et, après un certain temps, l'animal peut à peine respirer, il tend le cou et fait entendre des plaintes. L'enflure provient de ce que les aliments verts qui sont contenus dans la panse fermentent en très-peu de temps et produisent une si grande quantité de gaz que la panse devient tendue comme une vessie dans laquelle on soufflerait de l'air avec beaucoup de force; quelquefois cette enflure se produit si rapidement, que les bestiaux tombent comme frappés de la foudre, et il arrive souvent que cet accident les fait périr, lorsqu'on n'y porte pas remède.

Aussitôt que l'on s'aperçoit que le bœuf ou la vache commence à enfler, il faut lui faire boire un litre d'eau froide contenant de 15 à 30 grammes d'alcali, ce que contient à peu près une cuillerée à bouche. A défaut d'alcali, on peut se servir d'éther sulfurique à la même dose et toujours dans de l'eau froide.

Si l'on n'a pas ces médicaments sous la main, on peut se servir de l'eau de chaux que l'on prépare en mettant dans un seau d'eau un morceau de chaux vive gros comme un œuf; on agite le liquide, on le laisse ensuite reposer quelques instants, puis on le fait boire à l'animal en évitant de prendre le fond du seau qui contient beaucoup trop de chaux. L'eau salée et l'eau de savon sont aussi données comme remèdes; mais, de tous ces médicaments, celui qui est le plus en réputation, c'est l'alcali volatil ou ammoniaque liquide; l'éther vient ensuite.

Voici comment on s'y prend pour faire avaler un de ces remèdes : un aide saisit d'une main les cornes de la vache ou du bœuf, de l'autre le nez, en passant les doigts dans les narines; il élève ensuite fortement la tête, puis celui qui porte le breuvage le verse rapidement et à grandes gorgées dans la bouche, de manière à ce qu'il passe presqu'en entier dans la panse. Si cependant la bête venait à tousser, il faudrait suspendre l'opération, et lui rendre pour un instant la liberté de la tête.

Aussitôt que le breuvage est pris, on met un baillon à la bête, et on lui jette plusieurs seaux d'eau fraîche sur le corps, plus particulièrement sur le côté gauche du ventre et du dos; ou bien, s'il est possible, on plonge l'animal dans un bain d'eau froide. Il faut ensuite le mettre à la diète, lui donner des lavements d'eau salée ou d'eau de savon, le promener et le bouchonner.

Si, après cela, l'enflure augmente, on renouvellera l'administration des médicaments, on pourra même augmenter la dose d'alcali et la porter à 45 grammes, ou bien l'éther à la même dose. On pourra ainsi réitérer 2 et 3 fois et à des intervalles, l'administration de ces remèdes, si aucun effet d'amélioration n'est produit. On pourrait encore tenter d'autres manipulations, mais elles ne peuvent être mises en pratique par les propriétaires, sans exposer les animaux à de grands dangers. Si l'enflure diminue, on promènera toujours l'animal, et une fois guéri, on ne lui donnera, pendant au moins un jour, qu'une très-petite quantité de fourrages secs et de l'eau à discrétion.

Si, malgré ces remèdes, l'animal ne va pas

mieux et semble menacer d'étouffer, ou si l'enflure du ventre arrive trop vite pour permettre de les employer, il faut recourir à la ponction de la panse.

On pratique cette opération à l'aide d'un couteau bien pointu que l'on enfonce profondément à la partie supérieure et au milieu du flanc gauche à égale distance à peu près de l'angle de la hanche, de la dernière côte et du bord des reins. On pénètre ainsi jusque dans le rumen pour donner issue aux gaz qu'il renferme. On assujettit ensuite dans l'ouverture, par deux cordons ou bandes que l'on fait passer autour du corps, un tube de fer-blanc, un bout de roseau ou de sureau dégagé de sa moëlle, qu'il convient de visiter de temps en temps pour le déboucher dans le cas où des matières y seraient engagées et s'opposeraient à la sortie des gaz. On enlèvera ce tube après leur entier dégagement, puis on rapprochera les bords de la plaie avec un emplâtre agglutinatif, on soumettra ensuite l'animal à une diète sévère, on lui donnera des lavements, et les premiers aliments qu'on lui donnera seront liquides et d'une digestion facile.

Cependant il arrive quelquefois que tous ces moyens sont impuissants pour combattre le mal : c'est le cas où la météorisation est produite à la fois par des gaz et par une masse considérable d'aliments. Le seul moyen de guérison qui s'offre alors consiste à faire une ouverture de 16 centimètres à la panse pour permettre d'y introduire le bras et de retirer les aliments qui y sont contenus en trop grande quantité, mais cette opération ne peut être tentée avec succès par les propriétaires.

Préservatifs de la météorisation dans l'espèce ovine, et soins à donner aux animaux malades.

Pour préserver les bêtes à laine de la météorisation, on doit les laisser paître peu de temps dans les champs de trèfle, de luzerne, etc., et il est prudent de ne les y conduire qu'après qu'elles aurout mangé, on doit surtout faire passer rapidement, et à plusieurs reprises, les moutons sur ces parties, lorsqu'ils y sont conduits pour les premières fois, et s'assurer que la rosée ou l'eau de la pluie a été dissipée, et que l'herbe n'est pas couverte de gelée blanche; enfin, à la bergerie comme aux pâturages, il est prudent de ne leur laisser prendre que peu de verdure à la fois, afin qu'ils aient le temps de ruminer la quantité d'herbe qu'ils ont mangée auparavant.

Quand on coupe le trèfle, la luzerne, les pois et les vesces en vert, il faut le faire chaque jour d'avance, alors les herbes ont le temps de se flétrir et sont mangées avec moins d'avidité par les animaux. Du reste, la rentrée du vert exige, pour le mouton, les mêmes précautions qui sont indiquées pour le bœuf, et toutes les fois que les animaux sont conduits dans les pâturages, les bergers doivent aussi être munis d'un flacon d'alcali et d'un vase qui doit servir à administrer le breuvage.

Aussitôt que l'on s'aperçoit que les bêtes enflent, le berger doit se hâter de les conduire dans un lieu frais, de les rassembler et de leur presser doucement le ventre et les flancs avec les mains, en appelant des aides, s'il ne peut suffire: ce moyen mécanique fait quelquefois rendre par la bouche, à ces animaux, une partie des gaz qui se sont développés dans la panse et suffit pour les guérir. Mais il est un autre moyen prompt, efficace, et d'un emploi facile que je dois propager, c'est l'administration d'un breuvage, voici comment on s'y prend pour combattre le mal: on fait avaler de suite au mouton à peu près 20 gouttes d'ammoniaque liquide dans un verre d'eau froide. A cet effet, on place la tête du mouton entre les jambes, sans trop la presser, on saisit de la main gauche le dessous de la tête, on élève celle-ci en l'inclinant un peu du côté droit, on écarte avec un doigt la commissure gauche des lèvres de manière à former une poche et on verse le liquide à grandes gorgées. Si la bête vient à s'ébrouer, on cesse de verser et on rend au mouton la liberté de la tête pendant un instant; sans cette précaution, on courrait le risque de donner lieu au dangereux résultat que l'on veut éviter, c'est-à-dire à l'asphyxie.

Si le premier breuvage est sans effet, on le répète 2 et 3 fois, si le mal l'exige, et, en même temps, on passe à l'animal des lavements d'eau de savon; du reste, on se comporte en tout point pour le mouton comme pour le bœuf : on lui jette de l'eau sur le corps, ou on lui applique sur cette partie une couverture mouillée et on le promène. La promenade est une bonne précaution à prendre aussitôt que le mal commence, mais il ne faut pas par trop faire courir les animaux, comme le font certains bergers en les faisant poursuivre par leurs chiens.

Lorsque la météorisation ne cède pas aux moyens indiqués, on peut et on doit avoir recours à la ponction de la panse.

Manière d'administrer un électuaire, un breuvage, un lavement et de faire prendre une fumigation.

Lorsqu'on ne prend pas les précautions indispensables pour bien faire ces opérations, on expose quelquefois sa vie, et le cheval peut encore courir de grands dangers. C'est parce que je puis citer plusieurs faits à l'appui de ce que j'avance que je me fais un devoir d'indiquer le manuel de ces opérations.

Manière de donner un électuaire.

L'électuaire est fait avec des poudres et du miel ou de la mélasse qui sert d'excipient. Sa consistance est celle de la pâte.

Quand on veut donner un électuaire, il faut se procurer une spatule, c'est-à-dire une tige de bois ou de fer, élargie à un bout et longue de

50 centimètres. Il faut être deux personnes, et trois si le cheval est méchant, la troisième devant lever le pied de devant du côté où se trouve celle qui administre l'électuaire; voici comment on doit s'y prendre. Un aide tient le cheval en main au moyen d'un licol; celui qui doit administrer l'électuaire se place à la hauteur de la tête de l'animal, à droite ou à gauche, selon qu'un côté ou l'autre lui paraît plus commode; mais il doit être à l'opposé de celui qui tient l'animal en main sans se tenir trop rapproché du cheval, pour éviter les coups de pieds qui pourraient l'atteindre, surtout si on manque d'un troisième aide. Cependant je dois dire que le plus souvent on fait rester les animaux à l'écurie, ou bien on les sort et on les attache à un anneau, alors l'opérateur seul peut tenir lieu de deux aides, surtout si les animaux ne cherchent pas à se défendre ce qui se voit le plus communément.

Supposons qu'il opère à droite; il doit alors saisir de la main droite la spatule recouverte dans toute sa partie élargie de la matière composant l'électuaire, tandis que de la main gauche, introduite entre les lèvres, ou mieux entre les barres en arrière des crochets, il saisit la langue et la tire hors de la bouche, qui, par ce moyen, s'ouvre avec assez de facilité; il profite de ce moment pour introduire la spatule dans le fond de la bouche, puis il la retire vivement en appuyant sur la base de la langue qu'il lâche presqu'en même temps.

Si le cheval ne l'avale que difficilement, on le fait mâcher, en lui frottant le palais avec le doigt. Si enfin il ne veut pas le prendre par ce procédé, on introduit la spatule chargée de l'électuaire entre les dents molaires et la joue droite, sans tirer la langue; on presse la joue de dedans en dehors avec la spatule recouverte de l'électuaire; on serre à l'extérieur avec les doigts cette saillie que la joue présente, et en même temps on retire la spatule. On peut encore faciliter la déglutition de l'électuaire en frottant le palais, comme je l'ai indiqué plus haut. On renouvelle ainsi l'opération jusqu'à ce que la dose d'électuaire ait été administrée. Enfin si, au lieu d'administrer en bol, on donne en électuaire des médicaments qui laissent une mauvaise odeur dans la bouche, on doit, lorsque l'opération est terminée, y injecter un liquide pour enlever l'odeur. Sans cette précaution, on éprouverait plus de difficultés à renouveler l'administration du médicament.

Manière de donner un breuvage à un cheval.

Lorsqu'on veut donner un breuvage à un cheval, il faut se procurer une bouteille en verre ou en grès, une corde de la longueur d'un mètre, une fourche en bois. Deux ou trois personnes doivent aider à l'opération.

1° Le vase dont on se servira devra être en grès ou en verre ; la bouteille en grès est préférable à cause de sa moins grande fragilité. Il est encore nécessaire, pour prévenir les accidents, que le cou de la bouteille soit enveloppé avec de l'étoupe ou du chanvre. Au lieu de bouteille, on peut encore se servir d'une corne de bœuf qu'on coupe jusqu'au creux, et on a soin de placer la petite extrémité dans la bouche.

2° Avec la corde, qu'on peut remplacer par une longe, on forme une anse de 35 centimètres à peu près, que l'on fixe par un nœud bien fait ; on place ensuite cette anse entre les incisives et les grosses dents du haut, et la partie libre vient passer sur le chanfrein.

3° Pour éviter tout accident, on se procurera une fourche en bois dont une des dents devra être engagée dans la partie de cette anse demeurée libre qui se trouve sur le chanfrein. C'est par ce moyen qu'un aide maintiendra la tête du cheval élevée à volonté.

Lorsqu'on veut donner un breuvage, c'est à l'écurie ou au dehors qu'on le fait; dans un cas comme dans l'autre, le manuel est le même. Si l'on sort le cheval, un aide doit le tenir en main avec une bride ou un bridon, il l'appuie à un mur ou à autre chose de résistant dans le cas où le cheval serait difficile; c'est ce même aide qui tient la fourche, lorsqu'un deuxième l'a placée convenablement dans l'anse. L'élévation de la tête doit être telle que les lèvres soient plus élevées que le fond de la bouche, afin que le liquide puisse, par son propre poids, gagner l'arrière-bouche. On se gardera bien de l'élever trop haut, car l'animal serait gêné pour avaler, et le liquide pourrait s'écouler par la trachée.

Le plus grand des aides, étant muni de la bouteille, se place sur le côté de la tête du cheval, à une distance suffisante pour éviter les coups de pied; il engage le goulot de cette bouteille dans la partie où il n'y a pas de dents, et non sous les dents molaires, et verse peu-à-peu le liquide. Si le cheval vient à tousser, il faut aussitôt lui baisser la tête pour recommencer l'opération quelque temps après; puis, si le cheval refuse d'avaler, il faut lui frotter le palais avec le bout du doigt. Si le cheval est méchant, un troisième aide est nécessaire pour lui tenir un pied de devant.

Quand on donne un breuvage et que le cheval ne veut pas l'avaler, il ne faut pas lui tirer la langue, il ne faut pas non plus lui presser le gosier, car c'est le moyen de faire avaler le breuvage de travers ; c'est comme si un homme venait à boire et qu'on lui pressât la gorge.

Quand le cheval est un peu difficile, pour avoir plus de facilité à lui administrer le breuvage, on le fait rester à l'écurie et on lui maintient la tête élevée au moyen d'une longe qu'on fixe au râtelier ; puis le coopérateur monte dans la mangeoire et lui donne le breuvage. Ce procédé est à rejeter, car la tête peut être trop élevée et le breuvage aller de travers, et quand même la tête ne serait pas trop élevée, la manière peu rationnelle de le verser peut faire tousser le cheval. Il convient alors de lui baisser aussitôt la tête, ce qu'on ne peut faire, puisque la longe est fixée par un nœud ; il s'en suit donc que le breuvage passe dans le conduit de l'air, et qu'il peut enflammer cette partie. Il vaut beaucoup mieux élever la tête après avoir passé la longe par dessus le ratelier sans l'y fixer ;

un aide la maintient dans cette position ou la laisse retomber suivant la pression qu'il exerce sur l'extrémité de la longe. Il faut aussi avoir la précaution de regarder si le licol ne bride pas la gorge, ce qui empêcherait l'animal d'avaler.

Manière d'administrer un lavement à un cheval.

Quand on veut donner un lavement, il faut se procurer une seringue contenant de 1 à 3 litres; à défaut de seringue, on se sert d'une bouteille ou d'une vessie de porc. Trois personnes et quelquefois quatre doivent concourir à l'opération: un des aides doit tenir un pied de devant, le gauche, si celui qui donne le lavement se tient à gauche, faisant face à la croupe du cheval. Voici comment il doit le tenir: après l'avoir levé du sol, il engage le pouce de sa main droite en dedans de la pince du fer et les autres doigts sont appliqués sur la muraille de la pince. La main gauche doit être placée sur le devant de l'épaule du cheval et sert ainsi de point d'appui. Si le cheval est difficile et qu'il fasse des mouvements, ou qu'il veuille se faire porter, il faut fléchir le pied et suivre tous les mouvements que le cheval veut faire, lui donnant ainsi le sentiment qu'il ne peut se livrer, sans danger, à des mouvements désordonnés. Dût-on lui tenir le pied, et le faire fléchir au point de toucher la terre, il ne faut s'en dessaisir qu'à la dernière extrémité. Un deuxième aide se place à la tête qu'il maintient ou qu'il fixe au râtelier; un 3e aide tient la queue du cheval, et se place en face de la croupe droite, tandis que l'opérateur, après avoir rempli la seringue et en avoir chassé tout l'air qui peut être renfermé dans la canule, se met sur le côté de la croupe gauche du cheval, tient la seringue de la main gauche et de la main droite fait mouvoir le piston, en ayant la précaution de placer la seringue bien horizontale et de pousser peu à peu le piston.

Si l'on se sert d'une bouteille en grès ou en verre, on y fait un petit trou au fond, on remplit ensuite la bouteille en maintenant le doigt sur le trou du fond, on introduit le goulot de la bouteille dans le fondement et en même temps on retire le doigt qui ferme l'ouverture; l'air du dehors venant à presser, l'écoulement a lieu. Si l'on se sert d'une vessie de porc, on y met à l'embouchure une canûle de sureau, on y introduit le liquide, puis on engage cette canule dans le fondement, et on presse avec les deux mains sur la vessie, de manière à faire pénétrer le liquide.

Manière de faire prendre une fumigation.

Les fumigations sont des vapeurs différentes que l'on fait pénétrer dans le nez du cheval et qu'on peut diriger sur un autre point du corps.

Pour la faire prendre on se sert, à défaut d'un licol fumigatoire, d'un sac percé aux deux bouts; avec l'une des deux ouvertures on entoure le seau qui est dans la mangeoire et qui contient la vapeur, et avec l'autre on enveloppe la tête du cheval, qui est fixée par une ou deux longes suivant la résistance que l'animal oppose. On se sert quelquefois d'un tablier ou de toute autre toile qu'on dispose le mieux qu'on peut.

Il est bon que le propriétaire ne fasse pas respirer la vapeur lorsqu'elle est trop chaude, car il en résulterait de mauvais effets. Il faut aussi que le cheval puisse respirer de l'air du dehors en même temps que la vapeur, ainsi le sac doit être fendu suffisamment sur le côté pour permettre l'entrée de l'air extérieur.

Des empiriques.

J'aborde un sujet qui exige de grands ménagements : destiné à rendre aux vétérinaires la place qu'ils devraient occuper dans l'opinion, il froissera bien des intérêts, bien des amours propres, et, quelle que soit l'impartialité de mon exposé, je serai en butte à beaucoup de récriminations et de calomnies de la part des empiriques. Mais l'homme qui travaille à propager la vérité ne doit pas, dans la vue d'épargner quelques individualités, imposer silence à sa conviction et à sa conscience. D'ailleurs, je compte sur l'assentiment de tous les amis du progrès, et leur approbation me dédommagera suffisamment des attaques que m'aura values cette entreprise.

Je crois utile, avant d'entrer en matière, de citer un fragment du discours prononcé par

M. le Ministre au mois de septembre 1843, à la distribution des prix aux élèves vétérinaires.

« Votre mission, disait-il, dans l'exercice de « l'art qui vous est enseigné, doit tendre à « faire progressivement disparaître les mé- « thodes curatives arriérées et empiriques qui « n'ont encore que trop de crédit dans nos « localités rurales. Je me suis efforcé d'y con- « courir autant que le permet la législation, en « n'accordant d'indemnités, pour pertes de « bestiaux, qu'aux propriétaires qui auront fait « soigner leurs animaux par des vétérinaires « brévetés.

« Un pas plus important reste à faire, c'est « d'améliorer et de compléter la législation « elle-même, en ce qui concerne l'exercice de « la médecine vétérinaire : les éléments d'un « travail spécial sur cette matière ont été « réunis, et un projet de loi sur votre impor- « tante profession sera présenté aux Chambres « dans leur prochaine session. »

Ces quelques lignes sont une preuve sans réplique du haut intérêt que porte l'Administration supérieure aux progrès de la médecine vétérinaire. Elle souffre de voir une science des plus utiles avilie, compromise par des hommes plus à craindre que les maladies que l'art doit combattre. Enfin elle nous fait espérer qu'une prochaine loi rendra à la science et aux vétérinaires la justice qui leur est due.

M. le Ministre, dans la vue de remédier à ce déplorable état de choses et de protéger les intérêts communs des vétérinaires et des cultivateurs, invite MM. les Préfets à faire imprimer et afficher dans la mairie de chaque commune les noms et domiciles des vétérinaires brévetés établis dans chaque département. C'est désigner clairement aux habitants des campagnes les vétérinaires brévetés comme les seuls hommes capables et dignes de sa confiance, comme ceux auxquels doivent s'adresser exclusivement les propriétaires d'animaux.

Bien plus, il y a une sorte de peine infligée à ceux qui n'écoutent point les avis de M. le Ministre, puisque désormais, comme il le dit, ils ne pourront prétendre à aucune indemnité pour pertes de bestiaux morts d'épizootie, sans produire un certificat du maire constatant qu'un vétérinaire bréveté a été appelé pour les traiter.

Nous devons de la reconnaissance à M. le Ministre de l'agriculture et du commerce à qui la médecine vétérinaire est déjà redevable de tant d'améliorations; et nous espérons que le Gouvernement, dont la sollicitude est appelée sur cette nouvelle question qui intéresse à un si haut degré l'agriculture et l'éducation des bestiaux, s'empressera d'adopter les mesures nécessaires pour compléter notre législation médicale. Les bienfaits de cette nouvelle mesure seraient d'autant plus appréciables dans le département de la Moselle, que le Conseil général, de son côté, s'occupe activement de la régénération de l'espèce chevaline.

Nous avons tout lieu d'espérer l'extinction de l'empirisme ; mais il se commet encore beaucoup d'infractions au décret qui exclut les empiriques du traitement des maladies contagieuses; et comme il s'en commettra, sans aucun doute, à la loi qui aura pour but de les repousser en toutes circonstances et dans tous les cas, je dois faire comprendre aux cultivateurs combien il est de leur intérêt de se prémunir contre ces gens sans expérience et sans savoir, qui leur font éprouver beaucoup de pertes. On ne doit donc voir dans cet écrit qu'une preuve de ma bonne intention. Quelques personnes pourraient peut-être encore supposer de la partialité dans un écrit qui a pour but de défendre la science vétérinaire et celui qui s'y consacre; mais je me mettrai à l'abri de cette prévention fâcheuse en extrayant du journal de l'Aisne un article sur les empiriques, écrit par un cultivateur.

Je suis heureux de pouvoir mettre sous les yeux des nôtres quelques passages de cet article conçu dans un but louable, et je désire vivement voir partager dans le département de la Moselle l'opinion de cet agriculteur éclairé, sur les véritables intérêts de sa classe.

Je transcris littéralement plusieurs passages, et je n'y ajouterai que peu de réflexions.

« Après avoir fait connaître l'instruction que les vétérinaires puisent dans les écoles, et les difficultés qu'ils éprouvent pour obtenir leurs titres, on doit croire que tous ceux qui sortent des écoles avec des diplômes ont fait de bonnes études et sont capables d'exercer leur art avec distinction. Il en est, nous le savons, mais c'est le petit nombre, qui n'offrent pas encore toutes les garanties morales qu'on serait en droit d'exiger d'eux. Cela tient aux difficultés de leur position pécuniaire et aux dégoûts qu'ils éprouvent au début de leur carrière médicale, dans laquelle ils ne trouvent souvent ni aisance, ni considération, à cause de l'humiliante concurrence qui s'établit entre eux et les charlatans avec lesquels ils se voient sans cesse confondus, au scandale du siècle, au préjudice de l'agriculture, et par conséquent, de la richesse nationale. »

« Il n'est pas en France un village, nous dirons presque un hameau, dans lequel il n'existe un homme qui ne se dise avoir quelques connaissances en médecine vétérinaire, ou être possesseur de quelques remèdes secrets, de quelques paroles mystiques propres à guérir les différentes maladies dont peuvent être affectés les animaux domestiques. Parmi ces hommes, il en est de peu dangereux; mais il n'en est pas de même de ces charlatans qui parcourent les villages, toujours l'injure à la bouche, calomniant les vétérinaires dont ils prennent audacieusement le nom, leur attribuant la mort de tel ou tel animal qu'un cultivateur voisin aura perdu, se disant seuls possesseurs de remèdes secrets, et affirmant guérir toutes les maladies, depuis la morve jusqu'à la rage au troisième degré. Voilà les hommes qui exploitent l'ignorance des cultivateurs, et qu'on nomme empiriques, charlatans, mèges, guérisseurs, sorciers, etc. Presque toujours ils se recrutent parmi tous ceux que leur inconduite et leur immoralité ont fait tomber dans l'indigence, et qui, pour se soustraire aux horreurs de la misère, n'ont rien trouvé de mieux à faire que de spéculer sur la crédulité des habitants des campagnes. »

« Ces sangsues agricoles, dépourvues de toute espèce d'instruction, ne sachant, le plus souvent, ni lire ni écrire, ne possédant aucune notion médicale, en sont réduits, pour toute science, à montrer aux yeux des propriétaires d'animaux beaucoup d'effronterie, et à prononcer des mots qu'ils ne comprennent pas eux-mêmes, mais qui, débités avec un grand aplomb, sont aux yeux de bien des gens un signe de grand savoir. »

« On les voit toujours armés de médicaments incendiaires qu'ils administrent dans tous les cas. Incapables d'apprécier la nature des maladies pour lesquelles ils sont appelés, imbus de préjugés, ces guérisseurs ne donnent que de mauvais conseils, et n'appliquent que des remèdes dangereux ou inutiles; et si, parfois, ils semblent obtenir quelque succès, ils sont toujours dus aux seuls efforts de la nature qui, dans ce cas, triomphe non-seulement de la maladie, mais encore du médecin. »

« Quelques personnes pensent, nous le savons, que, sans avoir étudié dans les écoles, l'habitude d'avoir longtemps et beaucoup vu d'animaux malades, de suivre la clinique d'un vétérinaire, peut faire acquérir quelques connaissances en médecine vétérinaire; c'est une grande erreur. On a donc oublié qu'en tout, le demi-savoir est toujours dangereux; l'homme qui n'a reçu aucune éducation première, qui ne possède aucune théorie médicale, ne pourra jamais acquérir que des notions fausses dans la pratique de la médecine. Cette proposition est tellement vraie, que les garde-malades, par exemple, après 20 ans d'exercice, sont encore aux yeux des médecins les charlatans les plus à redouter pour les malades. C'est surtout dans les épizooties que les guérisseurs deviennent dangereux : ne pouvant reconnaître le caractère contagieux de ces maladies, il arrive que, parcourant les campagnes, ils portent la contagion sur leurs pas, et deviennnent ainsi des foyers ambulants d'infection (*). »

« Depuis que l'agriculture compte dans ses rangs un grand nombre d'hommes instruits, cet état de choses s'est un peu modifié; aujourd'hui, un cultivateur possédant quelque instruction serait honteux d'appeler un empirique pour traiter ses animaux malades. Malheureusement il existe encore bien des préjugés à déraciner;

« (*) On a fait des calculs approximatifs qui prouvent qu'en France, les pertes causées par les empiriques s'élèvent annuellement à plus de 25 millions de francs. »

il est bien triste d'avouer qu'au milieu du 19e siècle la moitié des habitants des campagnes partagent encore les erreurs superstitieuses du moyen-âge, et viennent, dans le danger, implorer le prétendu pouvoir des charlatans et des soi-disant sorciers. »

« Faisons donc des vœux, dans l'intérêt général, pour qu'une loi assure aux vétérinaires une existence honorable. On peut assurer au Pouvoir que la médecine vétérinaire ne répondra à ce qu'en attendent l'agriculture, le commerce et l'armée, que quand il lui aura donné la même protection qu'à la médecine humaine. »

« On ne comprend pas qu'après avoir exigé d'eux une instruction médicale au moins égale à celle que reçoivent les docteurs en médecine, ce même Gouvernement les abandonne à leurs propres forces, en laissant usurper le titre de vétérinaire par des ignorants qui ne connaissent de la médecine que le nom, et qui jouissent tranquillement des mêmes droits à l'exercice de cet art. »

Cet extrait rend assez sensibles les inconvénients de la confiance qu'on accorde si légèrement aux empiriques, à ces ennemis du progrès des sciences, qui punissent si cruellement les cultivateurs assez insensés, assez ignorants de leurs véritables intérêts, pour les préferer aux vétérinaires dans le traitement des animaux malades. Le remède à tous ces maux, est la loi que l'ami ou le protecteur de l'agriculture appelle de tous ses vœux, parce qu'elle comblerait une lacune déplorable.

On doit bien se persuader que les vétérinaires ne feront pas défaut au mandat qui leur est confié, et dont le but est de garantir la richesse en bestiaux des habitants des campagnes. Par leurs rapports fréquents avec les cultivateurs, ils sont à même, mieux que personne, de leur inculquer de sages préceptes d'hygiène et d'agriculture : on doit être perusadé que la présence d'un Vétérinaire dans l'arrondissement de Sarreguemines n'y serait pas sans influence sur l'amélioration de la race chevaline, si précieuse sous plusieurs rapports. Il est donc urgent de mettre un terme à l'humiliante concurrence que font aux Vétérinaires des hommes cupides ou ignorants, sans attendre l'époque si incertaine où le peuple sera éclairé sur ses véritables intérêts. Peut-être serait-il nécessaire d'instituer des Vétérinaires de canton, d'arrondissement et de département, lesquels recevraient un fixe prélevé en partie sur les ressources des communes.

Dans le département de la Moselle, les empiriques traitent beaucoup d'animaux; ils sont presque toujours appelés au début de la maladie qu'ils ne cessent de traiter que quand ils sont au bout de leur science; quoi qu'il en soit, il arrive que des animaux guérissent par les seuls efforts de la nature et non par le fait du charlatan; mais il lui importe beaucoup de s'en attribuer la guérison, et comme le propriétaire ne peut l'apprécier à sa juste valeur et qu'il éprouve beaucoup de satisfaction de la guérison de son animal, il est bien éloigné de lui en contester la cure.

Si au contraire, le cheval meurt, on n'a garde d'en attribuer la mort à l'empirique; n'est-il pas muni de plusieurs certificats en bonne forme, attestant que la morve qu'il a toujours traitée avec succès est la même maladie que celle qui a eu une issue funeste? Mais dans ce cas le mal était plus fort que les remèdes; n'a-t-il pas saigné, purgé le cheval? qu'avez-vous alors à lui reprocher? puis, pour établir plus sûrement encore sa réputation, il vous dira qu'il prépare lui-même ses drogues, ce que ne fait pas le vétérinaire, qu'il en met 10 à 12 ensemble; oh! pour le coup, vous auriez bien mauvaise grâce à le condamner.

Cependant quelques propriétaires se laissent séduire par de tels jongleurs, tandis qu'une seule réflexion suffirait pour montrer le danger qu'il y a à les appeler en cas de maladie. On ne peut contester cette vérité, qu'il faut posséder une science pour pouvoir en parler pertinemment; et c'est précisément parce que la médecine est un mystère pour tous les empiriques, que la morve ne peut être distinguée par eux d'une autre maladie, et quand ils avancent qu'ils la combattent avec succès, ils mettent à découvert leur ignorance, car la morve confirmée est incurable. Répétons que quelquefois ils ont à traiter des rhumes qui disparaîtraient naturellement et qu'ils confondent avec cette maladie. D'ailleurs tous leurs actes ne sont ils pas autant de preuves incontestables de leur impéritie? Je dirai aussi qu'en traitant des animaux suspects de morve, les empiriques sont passibles d'une amende de 500 francs, et, dans quelques cas, le propriétaire lui-même n'est pas à l'abri des rigueurs de la loi.

Pour faire apprécier à sa juste valeur le degré d'instruction médicale que possèdent les empiriques, je vais rapporter quelques faits qui les concernent et qui seuls pourront donner une idée de ce qu'on est en droit d'en attendre, l'échantillon fera juger suffisamment de l'étoffe. Je me contenterai de citer quelques faits, car s'il fallait rapporter toutes les bévues qu'ils ont faites, et que connaissent mes confrères aussi bien que moi, ils fourniraient, il n'en faut pas douter, ample matière à de gros volumes.

1° A T... le cheval d'un propriétaire est atteint d'un clou-de-rue pour lequel l'empirique est appelé. Le traitement qu'il emploie consiste à faire pénétrer une pointe de feu dans le trou qui se trouve situé dans un point de la sole: quelques jours après le mal augmente, et le propriétaire peu rassuré fait venir de nouveau l'empirique qui soutient que le cheval va bien et qu'il est à peu près guéri, tandis qu'il ne marchait que sur trois jambes, qu'une inflammation de la jointure et un javart étaient survenus à la suite de l'emploi de cette pointe de feu. Je fus alors appelé, et voyant le pied du cheval en si mauvais état, je devais considérer l'animal comme étant fort en danger; et si je suis parvenu à le rendre à son service, j'ai dû m'estimer heureux, car il n'a pu le reprendre qu'après avoir été guéri du mal de la jointure, et après avoir été opéré du javart et du clou-de-rue, ce qui a nécessité un traitement de 4 mois.

2° A G... un cheval est pris de légères coliques pour lesquelles la présence d'un empirique a été réclamée; celui-ci s'empresse d'administrer son spécifique, explore le rectum pour en retirer les crottins qui s'opposent, dit-il, à ce que les lavements pénètrent bien, puis il marmotte quelques paroles qu'on ne comprend pas et qu'il ne comprend pas lui-même. On administre de nouveau les lavements que le cheval retient à la grande satisfaction de tous; mais les coliques deviennent plus fortes, et, après quelques heures, la mort survient. On a pu se convaincre à l'ouverture de l'animal que les coliques étaient l'effet d'une indigestion récente et simple, que la nature seule peut quelquefois guérir; mais elle ne le pouvait plus, car le rectum avait été déchiré par les manipulations maladroites que l'empirique avait pratiquées dans le but d'en retirer les crottins; on s'explique maintenant pourquoi l'animal conservait si bien les lavements qui pénétraient dans son ventre à la faveur de l'ouverture qui avait eu lieu.

3° A A... le cheval d'un propriétaire présente un engorgement qui, au dire de l'empirique, réclame l'application du feu; en conséquence celui-ci se propose pour faire l'opération et l'opère effectivement, mais il coupe la peau dans toute l'étendue des raies, ce qui a obligé l'animal à rester trois mois sur la litière avant de pouvoir être traité d'une manière rationnelle. Ce cheval est actuellement entre les mains de M. H... de T...

4° A C... un cheval tombe malade et paraît en proie à une fièvre violente; deux jours s'écoulent, puis apparaît subitement au poitrail une tumeur qui augmente en grosseur au point de faire craindre pour la vie de l'animal. L'empirique se présente, explore la tumeur qu'il considère comme étant un vaste abcès qui se forme, et c'est ce qui explique, dit-il, l'état dans lequel l'animal se trouve. En conséquence, il applique des émollients sur la tumeur, puis met un onguent à la disposition du propriétaire qui doit l'employer, afin de hâter la maturité de l'abcès qu'il sera convenable de percer dans quelques jours. Le propriétaire rassuré comble l'empirique de toutes sortes de remercîments que ce dernier croit avoir mérités; mais quel n'est pas le désappointement du propriétaire en voyant son cheval faiblir de plus en plus, puis mourir deux jours après?

Les craintes du propriétaire étaient fondées, car cette tumeur était de nature charbonneuse, et le malade réclamait, pour sa guérison, un traitement inconnu à l'empirique dont la présence, dans ce cas, était d'autant plus dangereuse que cette maladie est contagieuse.

5° A M... un empirique se disposait à percer une hernie du ventre, lorsque ma présence l'arrêta ; c'est bien mûr, disait-il.

La hernie du ventre est une tumeur formée par les intestins qui tendent à sortir et que la peau maintient. Les cultivateurs peuvent concevoir maintenant que, du premier coup de bistouri, l'empirique allait inévitablement ôter la vie à l'animal.

6° A B... un cheval est atteint d'un rhume. Un maréchal empirique est consulté à cet effet; une saignée est pratiquée, deux sétons sont passés aux fesses, l'animal meurt quelques instants avant l'arrivée d'un vétérinaire appelé, malgré l'avis du maréchal, par le propriétaire inquiet. L'ouverture du cadavre fait voir que les sétons sont passés dans les chairs et que la gangrène s'y est développée.

Je livre ces faits, sans commentaires, à l'appréciation de nos cultivateurs intelligents.

Erreurs populaires relatives à la guérison des maladies.

Il y a encore de ces ignorants qui prétendent se donner comme interprètes de la volonté du ciel, comme des êtres privilégiés auxquels la divinité se communique exclusivement, et à l'aide de prestiges ils soumettent la raison de quelques personnes au joug de leur fantaisie et parviennent à leur faire prendre une foule d'erreurs pour des vérités démontrées. Quelques propriétaires, dans leur amour pour le mystérieux, se laissent éblouir, les croient et les laissent faire. Ces hommes guérissent, comme on le dit, par le secret, par des paroles, par des signes de croix, et, dans tous les cas, ils mettent en avant les pratiques religieuses qui deviennent ainsi un moyen dont ils se servent pour mieux tromper

J'ai fréquenté de ces guérisseurs prétendus, mais je n'avais d'autre but que d'arriver à connaître toutes leurs supercheries, pour les dévoiler ensuite.

Voici ce que je demandais un jour à l'un d'eux.

D. Est-il vrai que vous guérissiez les maladies par le secret, en touchant, en ne sortant même pas de chez vous, lorsqu'on vous fait connaître le nom et la robe de l'animal malade ?

R. Parbleu! pourquoi pas, témoin une guérison que j'ai obtenue ainsi chez **M. M....**, du Pays-Haut. C'était le farcin, je l'ai touché et il a guéri peu à peu, j'ai même un certificat en bonne forme du propriétaire.

D. Etait-ce bien le farcin?

R. C'est évident, puisque le cultivateur me l'a attesté par écrit.

D. Ne savez-vous donc pas que le farcin peut être confondu avec d'autres maladies moins graves, et qu'il guérit quelquefois lorsqu'on l'abandonne aux seuls efforts de la nature?

R. Je reconnais bien le farcin, car je l'ai assez souvent guéri.

D. Cela ne prouve pas que, ni vous ni le propriétaire, vous sachiez distinguer cette maladie.

R. Alors, si vous ne voulez pas me croire, que voulez-vous que je vous dise? Croyez-vous, par exemple, que, si je n'ai pas fait d'études, j'aie vu moins de chevaux que vous?

D. Je n'en doute pas, car vous me paraissez bien raisonner votre affaire.

> On ne s'étonnera pas de ces avances de ma part; je voulais captiver sa confiance et je ne pouvais y parvenir qu'en flattant un peu son amour-propre.

D. Vous guérissez aussi les javarts par le secret?

R. On ne peut guérir toutes les maladies par le secret.

D. Pourquoi donc?

R. Ah! il me serait impossible de vous le dire; c'est la pratique qui m'a appris à faire cette distinction.

D. Je comprends : vous guérissez par le secret toutes les maladies qui se guérissent d'elles-mêmes, mais vous en abrégez de beaucoup la durée.

R. C'est bien sûr, nous ne guérissons pas s'il faut des médicaments. Nous causerons une autre fois, le temps me presse aujourd'hui.

Tout homme qui pèse les choses dans la balance de l'utilité, est un juge incommode pour des imposteurs ou des charlatans qui sentent qu'ils ont tout à perdre de l'examen.

D. Un mot encore, guérissez-vous toutes les coliques par le secret, par des signes de croix?

R. Un grand nombre, mais pas toutes ; car si le mal est trop fort ou si les boyaux sont noués, je ne puis rien faire.

D. Je vous offrirais bien une somme assez élevée, si vous vouliez me faire connaître votre secret?

R. C'est dans le sang de notre famille ; il m'est venu de père en fils.

D. Ce don de la nature doit sans doute perdre de sa vertu de génération en génération, et d'après cela, ne devez-vous pas le posséder moins bien que vos ancêtres?

R. Je guéris aussi bien et même mieux que mon père.

D. Guérissez-vous aussi la rage de l'homme par le secret, par l'attouchement?

On doit noter que la rage, pas plus qu'une autre maladie, ne se guérit par le secret; mais voulant voir de près le talent de notre sorcier, je ne devais pas éveiller sa susceptibilité.

R. Non, car nous n'avons que le don de guérir les maladies des chevaux.

D. Est-ce que le sang du cheval n'est pas le même que celui de l'homme ?

R. Il faut le croire.

D. Comment donc se fait-il que certains sorciers préviennent la rage dans l'homme et dans le cheval, bien que, selon vous, leur sang ne soit pas le même ?

R. Mais aussi c'est toujours la rage.

D. Il est d'autres maladies du cheval, qui, de même que la rage, ont beaucoup d'analogie avec celles de l'homme ; comment se fait-il donc que vous ne les guérissez pas également ?

R. Je ne m'en mêle pas, ce n'est pas ma partie. Au revoir.

Quiconque est fort de la vérité ne cherche pas à éviter la discussion. La crainte de la vérité est un signe infaillible de l'imposture.

D. Un instant, s'il vous plaît, j'ai une observation intéressante à vous faire, ce serait peut-être faire votre bonheur que d'essayer, et en définitive, si vous réussissiez, ce serait un grand service que vous rendriez à l'humanité.

R. Je ne suis pas ambitieux; je travaille pour vivre et rendre service.

D. Vous feriez, à mon avis, un emploi beaucoup plus louable de votre savoir.

R. Mon essai pourrait causer la mort d'une personne, et c'est pourquoi je m'en abstiens.

D. Mais qu'avez-vous à craindre, si la science vient en aide au malade dans le cas où votre secret ne produirait aucun effet?

R. D'ailleurs je ne veux pas être en rapport avec ces médecins qui sont hauts et fiers, et qui traitent d'imbéciles ceux qui guérissent par le secret.

D. Ils n'ont donc pas en vue la conservation de l'espèce humaine?

R. Il pourrait bien se faire que non. A une autre fois.

> La vérité est l'ennemie née des êtres malfaisants; l'ignorance et l'erreur leur sont favorables.

D. De grâce, encore quelques explications, et par exemple, quels signes faites-vous, quelle position occupez-vous auprès du cheval affecté de coliques?

R. Je vous l'ai déjà dit: quelquefois je reste à la maison, et quand je suis près de l'animal, je me renferme avec lui dans la grange ou dans tout autre lieu, afin que personne ne puisse voir ce que je fais; je me place ensuite derrière la croupe de l'animal, de manière à ne pas être plus d'un côté que de l'autre, puis je fais des signes, je tire la queue du cheval, je dis des prières ou j'ai dans ma poche quelque chose qui sert à toucher.

D. Mais dites-moi donc quels sont ces signes, ne me refusez pas cette faveur.

R. Pour en savoir tout autant que moi, il n'y a pas de quoi se presser.

D. Si cependant vous êtes conséquent avec vous-même, je ne puis acquérir votre secret puisqu'il réside dans le sang de votre famille.

Cette fois, mon sorcier ne prend pas le temps de me répondre, il enjambe son bidet et prend la clef des champs ; j'ai eu beau lui crier que je croyais aux sorciers, rien n'a pu le déterminer à m'écouter. Sans doute la réponse qu'il avait à me faire l'embarrassait, et il ne pouvait sortir de la fausse position où il était placé, sans être complètement mystifié.

Je laisse aux gens raisonnables le soin de faire les réflexions que leur suggèreront les réponses qui m'ont été faites, et je me bornerai à demander aux propriétaires si toutes les maladies sont mortelles, et, par exemple, s'il ne leur est jamais arrivé d'avoir été atteint d'une maladie et d'en être guéri, lors même qu'ils n'ont rien employé pour la combattre. Eh bien, ce sont précisément ces sortes de cures que s'attribue le sorcier et qui ne sont dues qu'à la nature qui a pu triompher du mal, parce que la machine de l'animal n'était pas assez dérangée pour amener la mort.

Quand il ne guérit pas, il s'en prend au sort, ou bien il dit que le mal est trop fort; mais il serait beaucoup plus exact de dire que c'est son ignorance qui est la cause de la mort; car il croyait sans doute avoir reconnu une maladie qui pouvait guérir naturellement; mais, contre son attente, elle était trop grave pour qu'on pût se passer des secours de la médecine. On peut donc conclure de là que ces hommes peuvent causer journellement des pertes aux cultivateurs, qu'ils deviennent aussi redoutables que les maladies, et, qu'entre leurs mains, des animaux sont morts, sans avoir été traités, tandis que la médecine aurait pu les sauver. Je connais plusieurs personnes qui croient aux sorciers et qui ne manquent pas d'attribuer la guérison aux paroles qu'ils ont prononcées, tandis que, s'ils ne guérissent pas, elles se gardent bien de leur faire des reproches, puisqu'elles sont persuadées qu'ils tiennent leur pouvoir de la divinité et qu'en agissant ainsi elles offenseraient le ciel.

Ces hommes dangereux lèvent donc paisiblement sur la faiblesse et la crédulité humaines un tribut qu'elles acquittent sans répugnance.

Dans les temps à jamais passés où la raison était étouffée, on faisait faire des octaves, des neuvaines pour les animaux malades, on bénissait des cierges qu'on laissait brûler dans les écuries et dans les étables, on bénissait également les fourrages, on faisait boire de l'eau de sainte Geniève aux animaux malades, on leur lisait des évangiles sur la tête, on les arrosait d'eau bénite, on leur en faisait boire et on faisait des processions pour les guérir. Comme on le voit, on cherchait dans le ciel les consolations du mal qu'on éprouvait ici-bas, et on pensait par de telles démonstrations obtenir la guérison des animaux malades. Aussi est-il vrai de dire que l'ignorance rend le peuple crédule, que son incapacité et son inexpérience l'obligent d'accorder une confiance aveugle à ceux qui s'arrogent le droit exclusif de penser pour lui, et le mettent dans l'impossibilité de démêler si les idées qu'on lui inspire, relatives à la guérison des maladies, sont vraies ou fausses. Qu'est-il résulté de tout cela? c'est que des milliers d'animaux périssaient victimes d'une ignorance et d'une superstition poussées au dernier degré.

A notre époque on est beaucoup plus éclairé, mais on conserve encore un germe de ces pratiques dangereuses; aussi je m'attacherai à démontrer toute la fausse sécurité qu'elles inspirent. D'abord je dévoilerai quelques erreurs et quelques préjugés relatifs à la guérison des maladies, et je commencerai par faire connaître les secrets que m'a confiés un sorcier de nos environs; je m'empresse de les rendre publics, afin qu'on puisse juger de leur efficacité. Voici textuellement les absurdités qu'il a osé me débiter.

Lorsqu'il est appelé auprès d'un cheval qui est affecté de coliques, et que c'est dans la saison d'été, il se place derrière la croupe, puis tirant la queue, il dit: *Cheval, de quel poil tu puisses être: hongre, jument ou entier, animal, animal, animal qui as les tranchées vives ou gangins, que Dieu te guérisse comme l'a été Joseph d'Arimathie qui a descendu N. S. Jésus-Christ de la croix, au nom du Père et du Fils.* Puis il récite *cinq pater et cinq ave.*

Lorsque la maladie est le farcin, *on doit, avec le bout du doigt, circonscrire le mal, puis faire une croix dessus, on doit ensuite ne pas manger gras pendant neuf jours, à moins que l'on n'achète une dispense de trois francs.*

Lorsque l'animal tombe d'un coup de sang, *il faut se mettre à genoux devant lui et faire trois signes de croix sur sa tête.*

Je pourrais citer beaucoup d'autres formules du même genre, que je dois à sa bienveillance;

mais il me semble que celles-ci suffiront pour prouver tout ce qu'il y a de niais, d'absurde dans ces sortes de secrets merveilleux contre lesquels je ne m'élèverais pas, si la bonne foi de quelques propriétaires n'était souvent trompée par ces moyens qui font perdre un temps précieux et qui ne sont d'aucun effet dans la guérison des maladies. Au reste, voilà quelques formules dont on pourra apprécier la valeur autrement que par des discours, et il ne tiendra qu'à ceux qui pourraient y croire, d'en essayer. Toutefois, si la guérison a lieu, on doit bien se persuader que ce ne sont pas les paroles mystiques, les oraisons prononcées qui l'ont amenée; il faut qu'on sache encore qu'elle ne dépend pas non plus de la foi qu'on a dans les paroles mystérieuses; mais on doit croire que la machine de l'animal n'était pas assez dérangée pour amener la mort, et que la guérison doit être attribuée à un effort de la nature. D'ailleurs, pour convaincre les plus crédules de l'inutilité de ces formules mystérieuses, je ferai observer que ces mêmes guérisons surviennent lorsqu'on abandonne le malade à lui-même.

Pour guérir les animaux ou pour les préserver de certaines maladies, ces hommes emploient encore d'autres moyens auxquels ils attribuent des effets occultes. Ces moyens qui sont connus généralement dans les campagnes sous les noms de *sorts*, de *charmes*, ont encore, d'après les préjugés, la propriété de faire apparaitre des maladies et d'apporter la mortalité.

Avant d'opérer, ils soutirent quelquefois de l'argent aux propriétaires pour acheter des substances qu'ils disent précieuses et d'un prix élevé; ils y ajoutent des poils de l'animal à guérir ou à préservér, coupés à une certaine place et à une heure marquée; ils enfouissent la préparation dans un lieu de l'écurie; ils font ouvrir une petite fenêtre par où le sort doit s'échapper, et la guérison a lieu ou l'animal est préservé à tout jamais de maladie. Ainsi, quand une maladie vient à sévir sur les animaux et qu'elle est causée par une mauvaise alimentation ou par l'insalubrité d'une écurie, d'une étable ou d'une bergerie, qu'on juge de la sécurité des propriétaires qui ont foi dans de semblables moyens!

D'autres fois, ils ne recourent pas à des substances qui jouissent d'une grande vertu, et, par exemple, si l'animal a un clou de rue ou toute autre blessure au pied, ils se procurent le corps étranger qui a occasionné le mal, le plantent profondément dans une muraille ou dans une porte, puis ils prononcent des paroles mystérieuses et sans aucun sens. A cela se borne l'opération, et l'animal, disent-ils, doit guérir infailliblement. Si donc un cheval a la jointure ouverte, s'il a un javart ou un clou de rue pénétrant, le traitement consiste encore, d'après eux, à opérer comme précédemment.

Pour d'autres maladies, et particulièrement pour la rage, dont je parlerai plus loin, ils fixent le mal, ils l'attirent par l'application de la main, ils font marcher l'animal sur des croix placées à terre et dans une direction déterminée ; ils lui coupent l'herbe sous le pied ; ils pendent à son cou des sachets contenant des vers que l'on rencontre sur plusieurs plantes, ou ils font enfouir dans l'écurie le premier cheval qui vient à périr. Enfin que de choses n'emploient-ils pas, et qu'il me suffirait de divulguer pour en faire justice, en démontrer l'absurdité et le ridicule! Une maladie opiniâtre dévaste-t-elle les écuries, les étables ou les bergeries de quelques propriétaires, c'est peut-être un crapaud qui se trouve sous le seuil de la porte d'entrée ; c'est peut-être une personne qui s'y est introduite et qui a jeté un sort sur les animaux ; ou bien on a commis une mauvaise action et la maladie est l'effet d'un sortilége. Que de sorts doivent donc être jetés toutes les fois que les fourrages sont inondés!

Ils charment encore les maladies, c'est-à-dire qu'ils empêchent qu'elles ne se déclarent. Ils charment les loups, c'est-à-dire qu'ils s'opposent à ce qu'ils exercent leur voracité sur les bestiaux qui paissent aux environs des bois. Enfin ils prétendent qu'en jetant un charme, ils peuvent faire rentrer les animaux à une heure donnée et qu'ils peuvent même faire venir les loups dans une écurie, sans que les animaux qui y sont renfermés soient en danger de mort.

Je ne relaterai pas un plus grand nombre de ces prescriptions occultes désavouées par le bon sens et la saine raison. Ce que j'en ai dit suffira pour démontrer la fausse sécurité qu'inspirent de semblables moyens dans le traitement des maladies, car raisonnablement on ne peut supposer que des guérisons soient le résultat de leur emploi. Mais on admettra avec tous les hommes de bon sens que si des guérisons sont survenues après qu'un lien a été placé autour du cou des animaux ou après qu'on les a fait marcher sur des croix placées à terre, c'est parce que la maladie étant légère, le malade a pu se remettre de lui-même. D'ailleurs j'ai moi-même démontré à quelques personnes l'inutilité de ces pratiques absurdes en faisant enlever les liens qui étaient placés autour du cou d'animaux malades et en abandonnant à lui-même un cheval affecté de coliques. Ce sont cependant là des guérisons qui ont eu lieu et que, sans aucun doute, on aurait attribuées à l'emploi du lien et aux paroles prononcées en pareil cas. Ce qui étonne néanmoins, c'est de voir de telles momeries, imaginées par l'intérêt, être prônées, non-seulement par ceux qui en font une spéculation, mais même par des propriétaires, bien qu'aucun fait ne leur en ait prouvé l'efficacité.

Quelle raison apporter de l'opiniâtreté avec laquelle ils soutiennent l'infaillibilité de ces moyens, si ce n'est une crédulité toujours en rapport direct avec l'ignorance? car, comme chacun le sait, moins un homme a d'intelligence, plus il croit au mystérieux.

La crédulité et l'ignorance formant la base sur laquelle les charlatans, les jeteurs et les enleveurs de sorts, font reposer leur pouvoir, ils ont grand soin d'éviter les centres de population, et se gardent bien aussi de chercher à faire des dupes parmi les cultivateurs et autres propriétaires intelligents; car leurs turpitudes exposées au grand jour seraient payées du juste mépris qui leur est dû. Ils s'adressent donc aux plus arriérés, et ceux-ci, après avoir accepté des mots pour des raisons et des promesses pour des effets, mettraient la main au feu pour soutenir envers et contre tous la vérité des guérisons obtenues en disant des prières, en touchant les animaux, en les charmant et en enfouissant des préparations.

Si cependant un loup emporte quelques moutons, si une maladie fait des ravages dans une écurie, le moyen qu'ils ont employé n'en est pas moins reconnu infaillible, et au lieu de le contester, ils aiment mieux croire qu'ils ont manqué à une des formalités prescrites ou que celles-ci ont été mal exécutées. A les entendre, c'est parce que le lien qui était placé autour du cou de l'animal a été tordu de la main droite, tandis qu'il aurait dû l'être de la main gauche ; c'est que la petite ouverture de l'écurie n'était pas suffisamment ouverte pour que le sort pût s'échapper, etc. Mais n'eût-il pas été plus sage de dire que le mal était trop fort, que la médecine aurait dû venir au secours de la nature, et que l'animal aurait dû être soumis à un bon régime, etc. Certes, si des prescriptions de ce genre eussent été employées, bien des animaux n'auraient pas péri victimes de l'ignorance.

Comme ces guérisseurs prétendus sont toujours tentés d'abuser de la trop grande crédulité des propriétaires, ils infectent autant que possible leur raison d'idées fausses, afin de les tromper plus facilement. Ils se font une tâche de les éblouir, de les embarrasser, et, à force de mystères, d'obscurités et d'incertitudes, ils parviennent à étouffer en eux le désir de chercher la vérité; aussi, quand des animaux meurent, ils donnent habilement le change aux propriétaires et les empêchent de remonter à la vraie source des pertes qu'ils éprouvent.

Ces hommes obscurs se servent d'une foule de moyens pour subtiliser la confiance aveugle des habitants des campagnes; ainsi, ils flattent leurs préventions et leurs préjugés; les uns cachent leurs opérations, passent la nuit sous les toits des étables ou autour des écuries et ils défendent à qui que ce soit de chercher à connaître les préparations qu'ils ont enfouies, sous peine d'inefficacité du moyen, de maladie ou de mort pour le profane qui oserait lever un coin du voile; c'est ce qui en impose à certains propriétaires et leur donne lieu de croire que ces hommes peuvent susciter des maladies ou les éloigner à leur gré. Quelques-uns montrent, en apparence, un parfait désintéressement, ce qui ne contribue pas peu à les faire regarder comme investis d'un pouvoir surnaturel ; enfin d'autres, en infligeant des pénitences ridicules et en prononçant leurs paroles magiques, montrent tant d'extase qu'ils fascinent en quelque sorte l'esprit de quelques habitants de la campagne.

C'est cependant en employant de semblables ruses que ces imposteurs abusent visiblement de la simplicité de quelques propriétaires, chez qui les préjugés sont tellement enracinés que, malgré les pertes qu'ils éprouvent, ils n'en ont pas moins recours à ces hommes dépourvus de science et de raison et qui trouvent de l'avantage à les tromper.

Il convient de démasquer ces fourbes et de les présenter aux habitants des campagnes comme des êtres nuisibles et dangereux, enclins, pour la plupart, à la paresse et à l'ivrognerie (*).

(*) Je cite à l'appui un fait récent qui m'a été communiqué par un propriétaire intelligent. A .... un cheval tombe malade et aussitôt on fait venir le sorcier de la localité ; celui-ci demande cinq bouteilles de vin blanc et enjoint à qui que ce soit de ne pas pénétrer dans l'écurie pour voir ce qu'il y fait, sans quoi le sort serait jeté sur toute la maison. Mais la curiosité du propriétaire fit enfreindre la recommandation et il vit ce charlatan qui, après avoir mouillé les lèvres de l'animal avec du vin, buvait tout le reste. Au sortir de la cérémonie, on veut le faire entrer pour se rafraîchir, mais il refuse, prétextant qu'il venait de combattre avec le diable, qu'il en était venu à bout, mais avec tant de peine qu'il en était encore tout effrayé.

Combien de propriétaires n'ont pas été réduits à la misère par la perte de leurs bestiaux que, dans leur ignorance, ils avaient confiés aux soins de ces hommes que le mépris doit frapper pour toujours !

Que les propriétaires cessent donc d'avoir confiance dans ces hommes éhontés, ils ne feront, d'ailleurs, en donnant des preuves d'intelligence, que ce que prescrit la religion elle-même.

Quant à la *rage,* cette maladie, pas plus que toute autre, ne se guérit par le secret, cependant certaines pratiques mystérieuses jouissent encore du privilége d'amortir ce venin terrible; plusieurs personnes se flattent de posséder un secret si précieux qu'elles se transmettent de père en fils comme un héritage. Il en est une dans nos environs qui a la réputation d'être fort habile dans les guérisons de ce genre : de trente lieues à la ronde on lui amène des animaux de toute espèce qu'elle guérit, dit-on, par le toucher.

Il n'existe aucun moyen de guérir ce mal redoutable, et le seul remède avantageux pour le prévenir consiste à brûler ou à cautériser profondément toutes les plaies envénimées. Mais, m'objecte-t-on comment se-fait il que, sur un aussi grand nombre d'animaux qu'elle touche, c'est à peine si l'on peut citer quelques cas de non réussite? Ma réponse sera courte et se prêtera à l'intelligence de tous: c'est que, pour que la transmission de la rage ait lieu, trois conditions sont indispensables: la première, que l'animal qui mord soit véritablement enragé; la seconde, que la salive soit déposée sur des chairs qui puissent l'absorber; la troisième, que de la plaie le virus soit transporté dans l'intérieur du corps; or, s'il y a absence d'une de ces conditions, il n'y aura pas de rage transmise, et c'est précisément parce que ces trois conditions n'étaient pas remplies qu'on se rend compte de la confiance de ceux qui prônent ce moyen, et de l'opiniâtreté avec laquelle ils en soutiennent l'infaillibilité.

En effet, j'ai dit qu'il faut que l'animal soit véritablement atteint de la rage; mais combien de maladies ont quelques rapports avec la rage, et dont le vulgaire n'aperçoit pas la différence! Ainsi, dans la *maladie* dite, *des chiens*, la *gastrite*, la *gastro-entérite*, le *croup*, l'*angine* et le *tétanos*, l'animal peut avoir une répugnance marquée pour les aliments solides et pour les liquides, quelquefois l'envie de mordre, et même des convulsions. Une autre maladie qui a beaucoup de ressemblance avec la rage proprement dite et qui est plus commune, est la rage mue dont la contagion est douteuse. Il y a encore certaines maladies vermineuses qui rendent les animaux irascibles, moroses, taciturnes ; ils poussent sans motifs des aboiements, des hurlements ; ils mordent leurs semblables et même les corps qu'ils rencontrent ; ils mangent quelquefois avec colère de la terre, de la paille, du bois et d'autres substances étrangères à leur goût ordinaire ; il leur survient quelquefois des envies de mordre plus ou moins violentes, capables de les faire soupçonner atteints réellement de la rage. Enfin il peut arriver que l'animal ne soit pas malade, et il se peut qu'ùn chien coure rapidement et sans détermination fixe, apparente, qu'il traverse ainsi des villages, sans que pour cela il soit véritablement atteint de la rage ; il peut n'être qu'égaré, travaillé du tourment qu'il éprouve d'avoir perdu son maître : si alors on s'arme, qu'on coure après lui, qu'on l'attaque, est-il bien étonnant qu'il s'effarouche, qu'il se défende, qu'il blesse ce qu'il rencontre, qu'il manifeste même de la fureur par l'effet des poursuites hostiles et des mauvais traitements ?

Voilà donc déjà de nombreux cas qui peuvent faire soupçonner la rage et dont la guérison des sujets foulés ou mordus a pu être obtenue en les touchant; car du moment qu'il n'y a pas de virus, il ne peut y avoir de rage transmise.

Admettons maintenant qu'un chien soit véritablement enragé et qu'il ait mordu plusieurs autres animaux, cette fois encore la rage peut ne pas se déclarer; car la salive a pu ne pas être entraînée dans les chairs avec la dent, et être déposée sur les poils: de même une personne qui aurait été mordue par un chien enragé pourrait ne pas être atteinte de la rage, si la salive de l'animal s'était arrêtée sur les vêtements; cette circonstance favorable explique donc encore pourquoi la rage ne survient pas. A plus forte raison, on se rend compte de la guérison miraculeuse opérée par le toucher sur des animaux qui n'ont pas été mordus, et combien se sont trouvés dans ce cas!

Enfin le chien a pu être enragé, avoir fait une morsure, et avoir déposé le virus dans la plaie, sans que la rage survienne; c'est le cas où l'on aurait brûlé le venin avant qu'il eût eu le temps de gagner l'intérieur du corps. On cite même des cas où la rage ne s'est pas transmise, bien qu'il ait été reconnu que l'animal était atteint de la rage et que le virus, qui était déposé sur la plaie, n'ait pas été cautérisé. Par ce qui précède, on s'explique donc pourquoi l'on remarque si peu de cas de rage et dans quels cas cette maladie a pu se développer, bien qu'on ait prononcé des paroles mystiques ou touché les animaux. Il faut donc s'en tenir à cette sage maxime du président Dupaty (*). « Entre les hommes qui disent : Telle chose est, et la nature qui dit : Telle chose n'est pas, il faut en croire la nature ; » et comme la nature dit positivement que si les conditions citées plus haut sont remplies, le toucher deviendra impuissant pour prévenir le mal, et que le seul remède avantageux sera de brûler les plaies des animaux le plus tôt possible pour empêcher que le virus ne gagne l'intérieur du corps ; c'est cependant ce qu'on ne fait pas toujours : j'ai même vu des personnes qui s'obstinaient à ne pas se laisser brûler et qui ne voulaient même pas consentir à ce qu'on fît cette opération sur leurs animaux. Je ferai remarquer ici que lorsque M. le Préfet délègue un vétérinaire pour s'assurer si tel animal est atteint de la rage ou de toute autre maladie contagieuse, les propriétaires détenteurs de

(*) Mémoire en faveur de sept condamnés à la roue par le parlement de Metz.

ces animaux les cachent et font tout ce qui est en leur pouvoir pour le soustraire à la visite, et ils croient réellement qu'on n'a rien de plus à cœur que de faire faire le sacrifice des animaux malades. Que les propriétaires se rassurent; on ne renonce pas aux chances favorables de guérison que peuvent présenter les malades, et ce n'est que lorsque c'est le parti le plus sage le plus raisonnable, quand la nécessité le commande, que l'on conseille d'en faire le sacrifice. Qu'on veuille bien croire encore que toutes les mesures que l'on prend ont pour but d'empêcher le mal de se propager et qu'elles sont dictées en vue de l'intérêt général et de l'intérêt particulier.

Comme la rage est une maladie qui devient encore trop souvent mortelle à la campagne, par l'ignorance où l'on est des premiers soins qu'il faut donner, et par l'imprudente sécurité de beaucoup de gens qui croient aux paroles mystérieuses, je ne saurais, par conséquent, entrer dans de trop longs détails sur ce point important. Comme il vaut mieux pécher par excès que par défaut de prudence, il faut craindre la production de la rage, non-seulement quand on est sûr que le chien qui a fait la morsure est enragé, mais encore quand on ne fait que le soupçonner, et il faut agir en conséquence. Le venin est, comme je l'ai dit, mêlé à la salive de l'animal, et se trouve déposé à la surface des chairs mordues, et si on ne le détruit pas, bientôt il passe dans le sang, le corrompt, et alors la rage apparait. Il faut donc détruire le venin et le détruire le plus tôt possible.

Lorsqu'un animal a été foulé par un chien enragé ou soupçonné de l'être, le premier soin à prendre sera de le visiter attentivement par tout le corps, de couper les poils dans les endroits où l'on soupçonne qu'il a été blessé; on s'attachera aux écorchures, aux égratignures qui sont les plus dangereuses. Elles doivent être pressées pour en faire sortir le sang, puis lavées avec de l'eau tiède, et enfin brûlées avec le fer rouge, la pierre infernale ou le beurre d'antimoine. Celui qui fait cette opération doit avoir la main enveloppée d'un linge ou d'un gant, surtout si elle est recouverte de cicatrices; il n'aura pas peur de trop brûler, car il vaut mieux brûler trop que pas assez. Il choisira des morceaux de fer de formes variées, surtout coniques et pointues, comme la dent de l'animal qui a fait la morsure, et les fera rougir à blanc. Si l'on n'a pas de cautères convenables, on peut se servir de tout morceau de fer présentant une surface moins large que celle de la plaie. Cependant il est des plaies qu'on ne peut cautériser avec le fer chaud, parce qu'il n'est pas possible d'en pénétrer la profondeur; dans ce cas, l'on doit recourir à l'usage des caustiques liquides, qui méritent presque toujours la préférence. On emploie surtout le beurre d'antimoine, dont on enduit toutes les parties mordues : on se sert, à cet effet, d'une plume dont la barbe a été trempée dans ce liquide, et que l'on promène exactement dans toutes les sinuosités de la morsure. On peut, à défaut de beurre d'antimoine, se servir d'une liqueur très-forte, comme l'huile de vitriol, ou l'eau forte, que l'on peut encore employer de la manière suivante. On fait une espèce de pinceau avec de l'étoupe roulée à l'extrémité d'un morceau de bois mince, et assujettie par un fil; la grosseur de ce pinceau est proportionnée à la largeur de la plaie; on le trempe dans la liqueur, et après l'avoir laissé égoutter, on le porte exactement sur toute la plaie ; on renouvelle cette application plusieurs fois de suite, et on appuie le pinceau plus fortement et plus longtemps dans les endroits que l'on veut brûler profondément. Sur le champ, les chairs brûlées se couvrent d'une croûte qui est blanchâtre quand on s'est servi du beurre d'antimoine, jaune quand on s'est servi de l'eau forte, et noire quand on a employé l'huile de vitriol.

Si l'on n'a aucune des liqueurs dont je viens de parler, on peut se servir d'alcali volatil que l'on applique de la même manière; mais ce remède n'est pas aussi sûr, parce qu'il ne brûle pas assez fortement. Comme cette cautérisation devient quelquefois difficile et même dangereuse pour l'animal, si elle n'est pas faite avec de grandes précautions, le propriétaire doit se dispenser de la tenter si le vétérinaire peut être sur les lieux peu après l'accident. On doit ensuite surveiller les animaux et les séquestrer; en conséquence, et si l'autorité tolère la séquestration, les chiens mordus ou foulés devront être placés dans un lieu fermant à clef ou isolé, de manière que personne ne puisse être atteint dans le cas où la rage se développerait; ils seront attachés avec une chaîne,puis surveillés minutieusement. La durée de la séquestration ne doit pas être de moins de 60 jours. Après ce temps, pendant les deux mois qui suivront, le chien ne pourra encore être mis en liberté sur la voie publique qu'autant qu'il sera muselé ou mis dans l'impossibilité de mordre; il sera mis à mort, puis enfoui, s'il fait entendre un hurlement ou un aboiement rauque, s'il a des envies de mordre, si la salivation est abondante et s'il a une dépravation du goût pour les aliments. Les lieux où aura été renfermé un chien ou tout autre animal enragé, seront lavés à l'eau bouillante et on s'attachera surtout à enlever la bave à la surface de tous les objets qui pourraient en être souillés.

Les chevaux ou bestiaux mordus par des chiens enragés ne pourront être conduits aux pâturages ni aux abreuvoirs communs; ils resteront à l'écurie et seront placés à distance des autres animaux ou mis dans un lieu isolé; toujours ils devront être attachés avec deux fortes longes et un licol solide. Les chevaux, les ânes et les mulets pourront travailler, mais étant muselés. La durée de la séquestration devra être de deux mois au moins, et pendant ce temps les animaux ne pourront être exposés dans les lieux et marchés publics; ceux de boucherie ne pourront être vendus avant un délai de trois mois.

Les signes de l'invasion de la rage sont, pour le cheval, l'envie de mordre, l'action de frapper; pour les bêtes bovines, le beuglement rauque, l'action de donner des coups de cornes, et pour les femelles, les fureurs utérines; pour les moutons, l'action de frapper avec la tête, les mouvements désordonnés et l'action de grimper sur les autres bêtes; pour le porc, des grognements et l'envie de mordre. Enfin chez tous les animaux, on remarque une salivation abondante et une dépravation du goût pour les aliments.

Je terminerai ce chapitre en conseillant aux personnes mordues de se cautériser le plus tôt possible; si elles ne voulaient pas consentir à subir cette opération, elles s'exposeraient à être un jour atteintes de la rage.

De la manière dont la maladie doit être envisagée.

La maladie est un état intermédiaire, tantôt plus, tantôt moins rapproché de la santé ou de la mort. On ne peut concevoir et admettre dans l'intervalle de la santé à la mort d'autre idée que celle d'un dérangement quelconque dans les rouages de la machine de l'animal. Quelquefois cette machine se remet toute seule, et cela arrive quand elle n'est pas trop dérangée: la nature est alors son médecin ; d'autres fois la nature n'est pas assez forte pour opérer la guérison, et les secours de la médecine sont indispensables; quelquefois enfin les rouages de la machine animale sont tellement endommagés que la nature ni la médecine ne peuvent la rétablir, c'est le cas où la mort survient.

Les dérangements qui surviennent dans le corps de l'animal ne sont jamais que l'effet de dispositions particulières dans toutes les choses naturelles qui nous entourent. Ainsi ils ont leur origine dans l'air que respirent les animaux, les aliments dont ils se nourrissent, les boissons dont ils s'abreuvent, les endroits où ils sont logés, le travail auquel ils sont soumis, etc. On sait, en effet, que, pour maintenir la santé, il faut assujettir les animaux à l'usage des choses salutaires. Si donc cette condition indispensable n'existe plus, il surviendra des dérangements dans la santé des animaux. Ainsi, par exemple, si la nourriture est mauvaise, si l'eau qui sert de boisson l'est également, si les écuries sont insalubres, s'il y a excès de travail, on se rendra parfaitement compte des dérangements qui surviendront.

Quant au traitement à employer, c'est sur ce qui a amené le mal qu'il faut tout d'abord fixer l'attention. Si c'est l'eau qui est mauvaise, il faut la changer; si c'est le mauvais air, il faut soustraire les animaux à son action; si c'est l'abus du travail, il faut le modérer, etc.; mais si l'une des causes de maladie a persisté plus ou moins longtemps, un dérangement inévitable a dû survenir dans la machine animale : ce sont peut-être des forces que l'animal a perdues, et il faut lui en redonner ; s'il a trop de sang, il faut lui en extraire ; si c'est la vessie qui est renversée, il faut la remettre en place ; si c'est un sang vicié qui tend à sortir, comme dans le charbon avec des tumeurs, il faut rendre facile la sortie de ce sang ; si, enfin, c'est une hernie qui est survenue pendant que le cheval travaillait, il faut la réduire. Qui donc peut guérir ces maladies, si ce n'est celui qui sait comment tout est disposé dans le corps, et suivant quelles lois les fonctions des organes s'exécutent ? C'est donc l'homme qui a fait des études qui est capable d'apercevoir les vraies indications de tous ces points ; car on ne peut réduire la médecine à un talent de nature ou à un instinct qu'il serait absurde de supposer et qui deviendrait le partage des brutes.

Ce court développement suffit pour démontrer la fausse sécurité qu'inspirent les sorciers, puisqu'on ne peut admettre, sans choquer le sens commun, qu'à l'aide de signes de croix, le sang qui est de trop s'écoule à l'instant ; que le virus de la rage déposé dans une plaie soit absorbé ; que la vessie se remette en place ;

que la hernie se réduise, et que tout ce qui est contraire à la santé devienne tout-à-coup salutaire.

Quelquefois le vétérinaire traite un animal depuis quelque temps, et le propriétaire, sans délicatesse, consulte un sorcier qui fait des signes de croix ; il arrive alors que parfois une amélioration qui s'est fait longtemps attendre, survient inopinément. Cette amélioration rapide est donc attribuée aux signes que le sorcier a faits ; et, dans ce qu'a de matériel une guérison qu'ont préparée les médicaments, on fait intervenir l'action de puissances surnaturelles.

Cela se remarque surtout lorsqu'un abcès se forme à l'intérieur ou au dehors du corps et qu'il vient à percer d'une manière heureuse ; dans ce cas, on doit admettre que, pendant tout le temps que la fièvre a existé, la maladie ou cet état de fièvre a été entretenu par l'abcès qui se formait, et les douleurs ont cessé aussitôt qu'il s'est percé. Dans le charbon avec des tumeurs, il y a aussi une grande fièvre qui diminue aussitôt que les tumeurs se sont montrées à l'extérieur ; l'état de fièvre ne doit donc être attribué qu'aux efforts que faisait la nature pour expulser les éléments altérés du sang, qu'au travail de l'évacuation des humeurs altérées qui étaient au sein de l'économie.

Je pourrais citer beaucoup d'autres cas où des améliorations bien sensibles ont lieu tout-à-coup dans l'état de l'animal ; mais ce que je viens de dire suffit pour se rendre compte des effets qui se manifestent et que nous constatons souvent sans que nous fassions des signes de croix et des simagrées qui ne sont prônés que par les sots.

Du temps de nos ancêtres, quand on avait des animaux malades, on ne prenait en considération, ni la cause de la maladie, ni la maladie elle-même ; on croyait que tout tenait à des causes surnaturelles et cachées, que c'était l'effet de la colère de Dieu ; et pour guérir on n'avait confiance que dans les prières, car on supposait que c'était le moyen de calmer sa colère et d'obtenir la guérison. Aussi a-t-on vu des milliers d'animaux périr victimes de la superstition ; et en effet est-il possible d'admettre qu'au moyen de prières ou qu'en brûlant des cierges, le charbon se guérisse, qu'une hernie se réduise, qu'une vessie renversée se remette en place, et que si les animaux sont malades parce qu'ils mangent des fourrages nouveaux, que ce fourrage devienne tout-à-coup salutaire, etc ?

Aujourd'hui l'on est plus éclairé, l'hygiène est mieux entendue et la raison de l'homme se rend à l'évidence des choses les plus claires et les mieux démontrées; aussi les pratiques religieuses sont-elles abandonnées en partie, on ne brûle plus de cierges dans les écuries; on ne fait plus boire d'eau bénite aux animaux malades, mais on voit quelle a été la cause du mal, on y soustrait les animaux, puis on les traite suivant le besoin.

A l'aide de l'éducation qui pénètre dans toutes les classes de la société, il faut espérer que toutes les inventions du charlatanisme, quelque grande que soit la vogue dont elles jouissent, subiront le même sort, et que les mots de mèges, devins, sorciers, charmes, etc., etc., seront un jour bannis du langage des habitants de nos campagnes; ou si jamais ces mots sont rappelés, ce sera pour gémir sur les piéges tendus à l'aveuglement, sur tant de folles et dangereuses idées substituées à la vérité.

TABLE DES MATIÈRES.

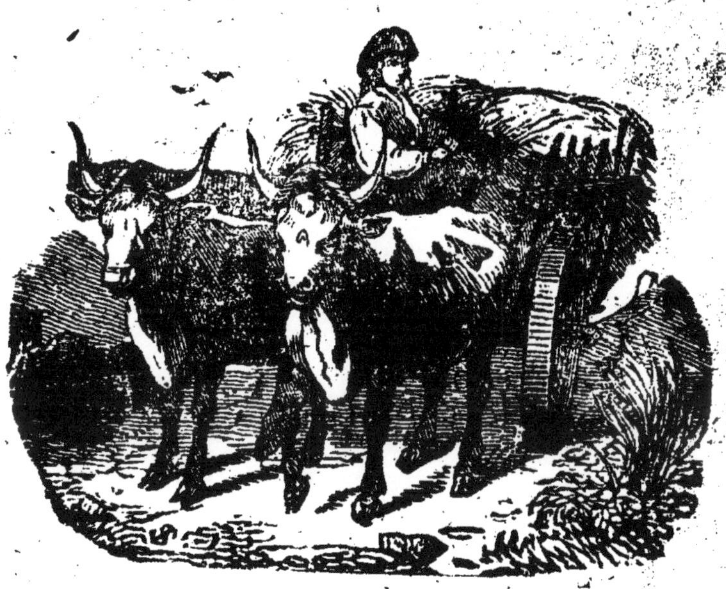

www.ingramcontent.com/pod-product-compliance
Ingram Content Group UK Ltd.
Pitfield, Milton Keynes, MK11 3LW, UK
UKHW021823190726
13853UKWH00003B/1158